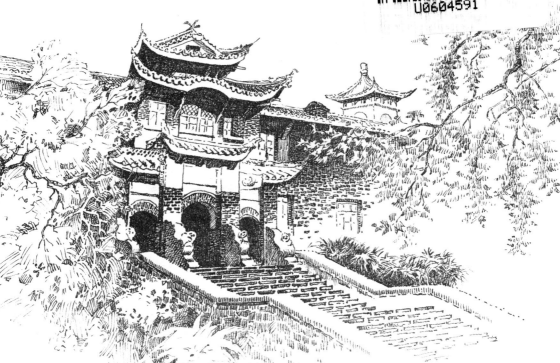

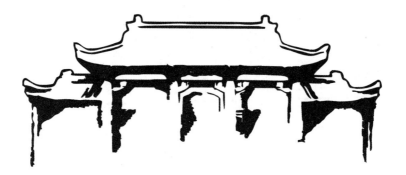

担当与蜕变

与

蜕变

四川大学华西医院
2020年规范化培训征文集

程春燕 ◎ 主编

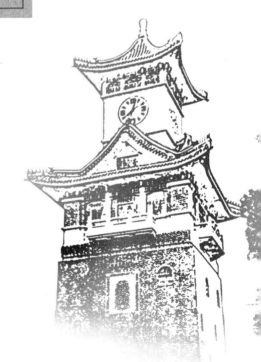

四川大学出版社
SICHUAN UNIVERSITY PRESS

图书在版编目（CIP）数据

担当与蜕变：四川大学华西医院 2020 年规范化培训
征文集 / 程春燕主编 . — 成都：四川大学出版社，
2022.11

　ISBN 978-7-5690-5162-9

　Ⅰ . ①担… Ⅱ . ①程… Ⅲ . ①医师－岗位培训－文集
Ⅳ . ① R192.3-53

中国版本图书馆 CIP 数据核字（2021）第 233620 号

书　　名：担当与蜕变——四川大学华西医院 2020 年规范化培训征文集
　　　　　Dandang yu Tuibian—Sichuan Daxue Huaxi Yiyuan 2020 Nian Guifanhua Peixun Zhengwenji
主　　编：程春燕

选题策划：王　玮
责任编辑：王　玮
责任校对：王　静
特约编辑：彭　萌
内文绘画：韦泰旭
装帧设计：璞信文化
责任印制：王　炜

出版发行：四川大学出版社有限责任公司
　　　　　地址：成都市一环路南一段 24 号（610065）
　　　　　电话：（028）85408311（发行部）、85400276（总编室）
　　　　　电子邮箱：scupress@vip.163.com
　　　　　网址：https://press.scu.edu.cn
印前制作：成都完美科技有限责任公司
印刷装订：四川煤田地质制图印刷厂

成品尺寸：170 mm×240 mm
印　　张：6.5
字　　数：88 千字

版　　次：2022 年 11 月 第 1 版
印　　次：2022 年 11 月 第 1 次印刷
定　　价：65.00 元

四川大学出版社
微信公众号

Contents 目录

Contents 目录

Contents 目录

Contents 目录

心所向，必素履以往。

C_{ontents} 目录

忧,后天下之乐而乐"的宝贵精神;从他们身上,我看到了"黄沙百战穿金甲,不破楼兰终不还"的抗疫决心。

是看不见的。此时，我已经对医师这个身份，有了更多的领悟，此生从医，无怨无悔。

身着白衣，心怀光明 / 075

彭彦璟

一颗星星的陨落并不会黯淡整片天空，一朵花儿的凋谢并不能失去整个春天，我们全力以赴地迎接生活对我们的每一次考验，不会因为遇到一些困难就轻易放弃奋斗。请相信，黑夜之后阳光必会重耀大地，残冬过后春天终将来临。

最可爱的人 / 077

仁鸿燕

在这里我遇到了带教老师赵老师，她知性、从容、温暖，给初来乍到的我吃了一颗"定心丸"。

生而为人，行千万里，勿忘初心。在我心里，行医初心是向善。赵老师虽然个子不高，却让人感受到她身上那股强烈的正能量和善良。

埋下一颗理想的种子 / 079

任海婧

未来三年，走在行医的道路上有良师益友相伴；坚守"以医为树，愿做守护生命的避风港湾"的初心；不幻想唾手可得的成果，只相信脚踏实地、砥砺前行的道路。

化 蝶 / 082

王帅

"路漫漫其修远兮，吾将上下而求索"，规培生活快结束了，无论今后我在何方，我都将作为听语人，为身边的每一个受耳鸣困扰的人带来希望，让他们通过"医师疗法"获得新的人生。在听力这条路上我们都是播种人，不断播种希望，收获幸福。

遇 见 / 084

王娅岚

人生就是这样，经历了一次次考验才能成长，哪怕雨雪霏霏也要追寻阳光。

Contents 目录

行为世范，薪火传承

王　茜

　　不知不觉，我从事规范化培训带教工作进入第七个年头。2020 年春节后，我作为四川大学华西医院第三批援鄂医疗队队员驰援武汉大学人民医院东院区，这段经历成为我记忆中浓墨重彩的一笔，也让我更加深刻地理解了带教老师的责任。

　　2020 年新年伊始，新冠肺炎疫情暴发。在这个关键时刻，人民至上，生命重于泰山，党中央向全国发出号召，医护人员从全国各地驰援武汉。我知道，身为带教老师，我必须做好表率。作为一名共产党员，作为一名有担当的华西人，在组织需要的时候，我第一时间站了出来，勇敢逆行，驰援武汉。面对疫情，作为一名经验丰富的临床护理专业人员，我能深刻体会到患者对生的渴望、对医护人员的期盼，我要到他们身边去，和他们一起面对挑战，战胜病毒。

　　当学生得知我即将驰援武汉时，除了敬意，还有对我的担心和牵挂。他们纷纷给我发信息、打电话：老师，您一定要保护好自己，我们为您感到骄傲。还有学生把自己买的抗病毒药物送给了我，和我相拥告别……学生的这些举动，增强了我抗疫的信心和力量。

驰援武汉的日子，每一天都很难忘。

　　为了减少被感染的概率，我和队友们剪了短发，成立了一个战斗小组——"生死之交五人组"，每天我们一起面对死亡的威胁，一起克服工作与生活中的各种困难，一起哭，一起笑。工作中，我们彼此照顾；生活中，谁有困难了，大家都积极相助。一位队友过生日时，我们利用手边有限的材料，为他制作了一个特别的"生日蛋糕"，这是我们在抗疫战场上结成的友谊，这样的经历让人永生难忘。

　　在这里，每一个华西人都舍生忘死，努力践行华西精神，每一个华西人都是团队中不可或缺的力量。正是有大家的努力付出，华西医疗队才能成为抗疫前线最能吃苦、最有战斗力的团队之一，救治了各种重症、危重症患者，在这场战"疫"中贡献了华西力量。

　　有这样优秀的团队做后盾，每个人工作起来都充满激情，斗志昂扬。在隔离病房，我们除了是医护人员，还是心理疏导员、生活管家和清洁工。记得刚进病房时，我发现几个患者胃口不好，缺乏日常生活用品，便主动跟他们聊天，把自己从成都带去的物资分给他们，鼓励他们勇敢地面对疫情。像这些力所能及的事情，我相信每一个华西人都自然而然地做过。

　　我们治愈了患者，患者也感动了我们。有一对母子同时感染了新冠病毒，住进了重症隔离病区。儿子年轻，抵抗力强，症状要轻得多；母亲年纪大，入院的时候病情比较严重。儿子每天都会来询问母亲的病情，并陪伴在母亲身边，鼓励母亲。经过医护人员的共同努力及患者积极配合，这位母亲最终转危为安。当她苏醒后看见床前的儿子，流下了激动的眼泪。只有经历过生死的人，才会明白生命的可贵。那一瞬间，我也感动得热泪盈眶，对生命更多了几分敬畏。

　　抗疫的日子是辛苦的，也是充实的。我们每天坐公交车往返于酒店与医院，路上短短的几十分钟是难得的放松时间。

在清洁区我们要做好防护，穿戴好各种防护设备——防护服、隔离衣、眼罩、面屏、口罩、双层手套……再进入隔离病区开始一天的工作。一干就是六个小时，然后才能脱下这身装备，消毒、沐浴更衣、上厕所、喝水等，其中的艰辛无须多言。六十个日日夜夜，我爱上了武汉这座城市，爱上了这趟公交车，爱上了我们的隔离病区，甚至对防护服也产生了一种莫名的情感。当时我想，倘若疫情得到控制后离开武汉，我会不会思念这里的一切呢？如今我有了答案，曾经令我感到艰辛的一切时常出现在我的梦里，也多了一份不可名状的情愫。

难以忘记出征前领导、家人、同事、学生、朋友的声声嘱咐；难以忘记第一次进入隔离病区时的彷徨与迷茫；难以忘记大家在病房中忙碌的身影；难以忘记"女神节"时男同胞送上的祝福；难以忘记离别时武汉人民的深情厚谊；难以忘记和大家一起奋战的日日夜夜。山河无恙，祖国安好，曾经的辛苦都是值得的，没有比这更好的奖赏了。

从武汉归来后已过了许久，一切渐渐步入正轨，我也要继续自己平凡的生活和工作。我会认真履行一名规培带教老师的职责，同我的学生一起学习，一起进步。在武汉的日子虽然辛苦，但是我学到了很多护理新冠肺炎患者的宝贵经验，如对新冠肺炎重症、危重症患者的护理，新冠肺炎患者的康复治疗管理，对新冠肺炎疫情下患者心理问题的识别干预等。在业务查房时我将这些宝贵的经验分享给学生，我相信他们会传承华西精神，在医学和医护的道路上勇于探索与创新，不断提高自己的专业素养，为实现他们学医的初心而不懈努力。

云中谁寄锦书来

刘晓曦

亲爱的规培同学：

展信佳，我是华西医院的刘老师。恭喜你们收到由成都市国学巷 37 号寄来的录取通知书，欢迎加入华西这个大家庭，相信你们一定对这里充满了无尽期待。

初来华西，你们肯定听到了不少关于这里的调侃："华西医院工作，高大上"，也有人说"医院工作太辛苦了"，"华西人凌晨打卡的华西坝"，"挣着买奶粉的钱，操着当老板的心"……即使如此，你们也仍然坚持着自己当初的选择，内心无比坚定。

在华西医院工作必定要经过规范化培训，也就是大家私下里说的"魔鬼训练"。年轻的规培小护士被亲切地称为"小魔女"，可是我们都清楚地知道，小魔女并没有魔法，她们有的只是无数次的坚持，有的只是开启这段"魔幻"旅程的勇气。

刚开始接受规范化培训的你们，对未知的世界充满了好奇，浑身斗志又一脸稚气。你们知道这是一个神圣的职业，免不了暗暗担心学校教授的知识能否应对复杂的临床工作，也不知道自己能否承担如此重任。

大家不必担心，这是每一个小魔女蜕变成白衣天使的必经之路，我们会陪你们成长。

新的工作岗位、新的工作服、新的工作证，你们将以崭新的面貌迎接新的挑战，开启职业生涯的新阶段。在带教老师的指导下，第一次穿刺成功能为你们积累自信；第一次导尿，你们要克服心理障碍；第一次抢救患者成功，你们能体会到从未有过的成就感，这些大概就是所谓的"魔幻体验"吧。

当然，生活中并非总是充满传奇，工作中也不总是充满新意。适应了工作环境，熟悉了工作流程，掌握了工作技能，牢记了责任制度，你们也许开始觉得护理工作也挺容易的。要记住，一旦产生这种想法就是一种危险的信号。护理工作难就难在每一次操作都要像第一次那样小心谨慎，因为一旦出错就会对患者造成伤害，也会为自己的职业生涯蒙上阴影。每次操作之前都要想一想，什么才是对患者有利的，怎样做才是符合医院规章制度的。纵使遇到挫折也不要停下探索的脚步，因为每一次挫折都会是你们成长路上珍贵的经历。

所以，大胆学习吧！

在不同的临床科室，你们会认识不同的带教老师。有的老师沉默寡言，却细致入微；有的老师大大咧咧，却处变不惊；有的老师"啰里啰唆"，却语重心长。每位老师都有自己的长处，你们要怀着一颗谦虚的心善于发现，从中学习。

所以，认真体验吧！

也许你们会觉得有些老师要求过于严苛，但他们的循循善诱能给你们启示，指引你们去学习更深入的理论知识、更新颖的专业技能，帮助你们更好地实践操作，为患者带来更好的就医体验。

所以，勇敢创新吧！

在这里，我不得不提到一个更加长远的问题：职业规划。初入护理，就应该考虑自己的职业生涯规划，找到努力的方向，在最好的时光，用更多的时间做更重要的事情，才不至于虚度光阴。我相信你们都能成为自己想要成为的人。

不管成长的道路多么艰难，不管蜕变的过程多么艰辛，一定要坚信自己最初的选择，人生缘于遇见，情长于陪伴。陪伴是温暖人心的力量，陪伴是最长情的告白。规培期间，我们会陪伴你们成长，尽力为你们的职业生涯开个好头。无论今后如何，希望你们能记住这段闪亮的日子，从中汲取养分，在人生路上更好地走下去。

期待与你们见面的刘老师

2020 年 9 月

坚守与担当

陆安清

2020年春节，一场始料未及的新冠肺炎疫情打乱了人们的生活和工作节奏。面对突发的疫情，华西医院火速召集医务人员支援武汉。这时我也收到了医院的体检报告，建议尽快手术。那一刻我心中十分忐忑，却没有告诉任何人。咨询后我得知手术可以推后，便马上向组织递交了支援武汉的申请书。之后，一批批志愿者的名单下来了，却始终没有我。

我抗击过"非典"，参加过汶川大地震的救援，所以每天上班我都会用几分钟的时间和学生们交流，除了介绍疫情的相关知识，还对他们进行心理疏导。希望他们在做好自身防护的同时，也利用自身的专业知识向身边的人介绍正确的防护方法，为疫情防控尽一份力量。

繁忙的工作之余，疫情的防护也增加了学生的工作量和心理压力，他们每天都要做好自己的防护，还要登记患者及家属的有关情况。刚开始，患者没有戴口罩的习惯，学生一遍又一遍地提醒患者就诊时一定要戴好口罩，不要随意摘取。病房区增加了门禁管理后，学生轮班值守。一天，一位患者家属没有提供健康码却要强行进入病房，遭到学生的阻拦后，情绪激动地说："谁给你的权力，我要投诉你！"学生回答说："这是我当班的职责，我必须执行医院的相关规定，请您理解。"面对患者家属的步步紧逼，她竭力保持冷静，但颤抖的声音还是透露了内心的害怕。我站到这位学生的前面，告诉这位患者家属："如果我们让您进去，就是我们的失职，我们的坚守是为了让更多人的安全得到保障，其中也包括您和您的家人。"经过反复的沟通与交流，终于换来了家属的理解。后来，这位学生哭了，她告诉我："谢谢老师，您是我坚强的后盾。"那一瞬间，我的眼睛也湿润了，学生就像我的孩子，我要保护他们、关心他们。

在一周内，我的另一位学生在科室晨会上获得了表扬。这位学生在夜班巡视病房时要求患者佩戴口罩，测量体温。虽多次遭到拒绝，但她坚持不离开病房。她告诉患者："我要对每一位患者负责，请您配合。"后来患者转变态度，予以配合，还在出院时特别表扬她："工作严谨，坚持原则。"疫情中涌现的优秀事迹，我都第一时间反馈给学生，让他们知道每一个岗位都需要医护人员的坚守，患者的安全和他们密不可分。

入科的第一天我便告诉学生，我的手机二十四小时开机，有事随时可以联系。清晨五点多钟，我的手机响了，一位学生告诉我她发烧了。我让她先测量一下体温，她在电话里哭着说没有体温计；我又让她去急诊科，她害怕，不愿意去，并问我可不可以去科室测体温。我告诉她不能去科室，科室接触的人多，万一确诊，可能留下很大的隐患。她哭得更厉害了。我安慰她说：我马上去急诊科等她。同时，立刻向领导作了汇报。经测量，她的体温为 39℃，被诊断为水痘，得知这一消息我们才放下心来。之后，我告诉学生："身为医务人员，就算感染，我们也要有所担当，不恐慌，不畏缩，要积极主动地配合治疗。"

回忆自己十三年的规培带教工作，其中有付出，当然，更多的是收获。作为规培带教教师，不忘初心，不辱使命，勇于担当，服从医院安排，做好本职工作，用实际行动践行医护精神。看到学生的成长与蜕变，我感到由衷的高兴。

半年的时间，我的病情有了较大的发展，必须要进行手术。刚进手术室，就看到了我曾经带过的学生，我俩双手紧握，她对我说："陆老师加油，我们都在，不怕！"那一刻，泪水湿润了我的双眼。手术进行了五个小时，回到病房，苏醒的那一刻，我听见学生在我的耳边说："陆老师，我们都在，手术顺利，睁开眼睛看看我们是谁……"第二天同事告诉我，那天下午，学生们都在病房等我。

在给每一批规培学生写月小结或出科总结时，我总是想把自己平时看到的他们的优点全部记录下来，表扬他们无私的付出与担当。也许我平时没有做到时时关心、事事表扬，但是他们永远是我心中的骄傲。希望我们每个人都在平凡的岗位上默默地发光。新一代的他们一定会成为人民健康的守护者，一定能够承担起历史赋予的责任与担当！

携手相伴， 共同成长

陈 丽

　　无论是"落红不是无情物，化作春泥更护花"，还是"令公桃李满天下，何用堂前更种花"，皆为歌颂老师的伟大与无私。老师为了教育事业，为了莘莘学子，不辞艰辛贡献了自己的一生！一句"教诲如春风，师恩似海深"则表达了学生对老师无尽的感恩！

　　我在整个学生时代，对老师充满敬畏。直到有一天我自己也成了一名老师，这种感觉在悄无声息中发生变化，我对老师不再有"畏"，而是充满"敬"。

　　"师者，所以传道授业解惑也。"然而，时代在变，教学方式在变，师生关系也在变，如果继续采用"老师教，学生学"的传统方式，教学效果肯定会不理想。

　　"如何与规培学员相处，如何做好规培学员的带教工作"，一直是我苦思而不得其解的难题。

　　在规培带教工作中我面临的挑战是：没有经历过华西医院的规培，更没有相关的带教经验，临床经验也不足。面对这些挑战，我咬紧牙关，在规培带教的过程中慢慢摸索，积累带教经验，与规培学员共同成长。

这个过程中还有护士长的"友情赠送"——随时考察我的操作，抽查规培学员资料的填写情况。

2020年，是特殊的一年，我的老师、同学、同事都加入了抗击新冠肺炎的队伍之中。在此期间，我看到了医务工作者的大无畏精神；我带教的规培学员也带给了我太多感动。疫情期间，规培学员主动承担了门禁管理工作，主动请缨去门诊、急诊做志愿者，为就诊患者测量体温。春节期间所有学员都留在成都过年，有的学员甚至主动申请春节期间上班。他们都是"95后"，曾经我认为他们是被娇宠的一代，但在疫情面前，我看到了他们的独立自主，我看到了他们的主动热情，我看到了他们的勇敢。

正是全国医务工作者的艰苦努力，使疫情得到了有效控制，人们的工作、生活、学习慢慢地恢复正常。2020年7月，当新一轮规培学员进入病房开始学习时，我又面临新的挑战：五名来自不同学校的学员，因为疫情原因，学校提前结束了他们在其他医院的实习，他们已脱离临床操作半年了。做好他们的规培带教工作，既是责任也是使命！一轮操作摸底考核下来，我心里也基本有了数：首先，培养遵守医院制度的意识，并查对制度，严格要求；其次，必须严格执行华西医院的操作流程，示范规范操作，逐月完成操作考核。经过两个月的摸索，这一轮的规培带教工作也慢慢步入了正轨。

"祸兮福所倚，福兮祸所伏"，机遇与挑战并存。规培带教除了需要迎接挑战，也会带来机遇。

消化内科收治肝硬化患者是常事，肝硬化患者并发肝性脑病屡见不鲜。肝性脑病患者发病时伤人、打人的事件也时常发生。有一段时间，科室连续发生了多起肝性脑病患者殴打医务人员的事件。疫情期间，规培学员轮值门禁，医院要求家属须持陪伴证才能进入病房。个别无陪伴证的家属竟然威胁规培学员，如果不让进病房就要"收拾"他。因为害怕，规培学员将此事告知了护士长和我。我发现初入临床的规培学员面对职场暴力应对能力较差，他们在学校既没学习过相关课程，也没接受过相关技能培训。那么该如何帮助规培学员提升职场暴力应对能力呢？

目前，世界上很多医学院校或协会开设了与职场暴力相关的培训项目，如美国职业安全卫生研究所针对不同行业的工作人员开设了职场暴力预防线上课程，加拿大卫生局专门针对医护人员开设了职场暴力情景模拟教育培训……为了寻找提升规培学员应对职场暴力能力的教学方式，我系统学习了美国疾病预防与控制中心开设的护士职场暴力预防网络课程（Workplace Violence Prevention for Nurses-Web Based），并以满分通过考试。

都说机会总是留给有准备的人。我以"情景模拟在规培护士职场暴力应对中的应用研究"为题，申请到了四川大学华西护理学科发展专项基金青年创新项目，提升规培护士职场暴力应对能力教学改革活动将在此项目的资助下开展。

经历总是使人成长，成长过程中积累的点点滴滴又将指引人前进的方向，那些经历过的挑战、迎接过的磨难，终有一天会以机遇的形式回馈我们。感谢跟我一起成长的规培学员，因为他们，我变成了更好的自己。

白色的种子

胡紫宜

风来了，带着它冰冷的戟

叫嚣着，奔跑着

风来了，吹弯了人们的腰

扯散了人们的发

荆楚之上

一声号令，白衣作甲

没来得及挥手，转身朝着风来处

只留下飞扬的衣角

在风里宛若一只雪白的蝴蝶

又像一朵皎洁的花

年轻的孩子，攀在窗棂上

睁大眼睛看那消失在远处的身影

踮着脚尖

伸出臂膀朝向远方

一颗白色的种子·正悄悄落地发芽

孩子们背上长出白色翅膀

轻抚彼此新生的羽毛

新奇而紧张

孩子们飞向蓝天，乘风翱翔

掠过云朵、穿过湖泊

发现自己也成了白色

他们手拉着手

一片白色的海

年轻的孩子

终究有一天不再年轻

他们也会奔向远方

像蝶、像花一样

再给更年轻的孩子留下一颗——

白色的种子

遇见更好的你们

李洪娟

　　总有人问我："规培带教耗时费力，为什么你还乐此不疲？"我笑着回答："因为热爱!"

　　我仍记得两年前做规培带教老师的第一个任务是给新入科的学员做入科宣教，这让我既紧张又兴奋。为了做好第一份"差事"，我翻看带教手册，请教资深老师，笔记本上密密麻麻记满了规培带教的注意事项，甚至把当天要说的话也全部写了下来。培训开始那天，李老师为学生做形象示范，雷老师做院感培训，学生的学习热情高涨，那真是一个美好的开端。

　　我热衷于见证学生的成长与蜕变。学生们刚刚离开校园，进入医院，身处陌生的科室，面对不熟悉的老师和病人，难免会紧张。对于规培期限为一年的学生，静脉穿刺是最能锻炼胆量的一项技能。一来他们稚气未脱容易被患者认出，二来由于穿刺技术不熟练，有些学生甚至不敢去尝试。如何帮助学生与患者沟通，磨炼技术，提升自我？于是，我带着规培一年级初入科的学生了解留置针结构及手臂血管解剖特点，用头皮针延长线模拟血管，练习穿刺关键点，寻找穿刺感觉。再请病房的老师留意血管"粗、直、弹性好"的患者，老师"搭桥铺路"，学生自己与患者沟通获得穿刺机会，老师"放手不放眼"，及时总结成功与失败的经验。如此一来，学生的穿刺技术及沟通技巧得到大幅度提升，信心也随之增加。看着他们日渐从容，自信满满地进行高难度穿刺，我感到无比满足。

年轻人有着旺盛的求知欲，他们会提出无数个"为什么"。"为什么镇痛药不能掰开吃?""为什么营养液要隔水加热?""为什么化疗会掉头发?"……面对这些"为什么"，我不会直接告诉他们答案，而是引导他们查阅资料，学会独立思考。对于一些比较有价值的问题，我会组织学生在微信群内开展讨论。"教育不是注满一桶水，而是点燃一把火"，我认为寻找答案的过程比答案本身更重要。尤其是规培二年级的学生，已经掌握了一定的基础知识和技能，如何帮助他们开拓思维，自主思考，是规培的又一项重点工作。在带教过程中，我们鼓励学生站在台上，尝试做别人和自己的"老师"。每一次小讲课，看着他们站在台上，或局促，或侃侃而谈的样子，都仿佛看到了从前的自己。我常常想，他们就是护理事业的希望，相信未来一定会比我做得更好。

学生的赤诚初心感动着我，他们的内心深处有着对患者最真挚的悲悯与同情。我所在的肿瘤科主要是收治癌症患者进行放化疗，在这里患者往往承受着巨大的身心压力。一天早晨交班时，我们发现每位病人的床头都贴上了一张卡片，上面有美丽的风景，有亲密的合影。原来这些卡片是一名规培学员利用夜班时间自己制作的，她希望通过一点细微的努力，让患者感受到生活的美好与希望。还有一名规培学员，她来到科室短短六个月的时间里，竟然收到了患者的几十封表扬信。原来，她很擅长聆听患者的心声，不管患者提出什么问题，她都会耐心解答，不懂的问题也会及时请教老师。每逢节日，科室的老师总带着学生一起开联谊会、送礼物，与患者欢度佳节。"有时去治愈，常常去帮助，总是去安慰"，特鲁多医生的墓志铭放在肿瘤科再适合不过。一片冰心在此，怎叫人不庆幸、不欣慰？

当规培护士入科时，我总会问他们：护理职业未来的目标是什么？他们给出的答案惊人的一致：临床护理专家！在华西医院，高级护理实践已现雏形，伤口专科护士、静疗专科护士，越来越多的护理人在自己的专业领域深耕细作，悉心付出。我常常告诉学生，护士不是医生的附属，更不是简单执行医嘱的机器，我们要拥有独立思考的能力和过硬的专业实力，以患者为中心，做出得当的护理临床决策，把理论知识应用到实践当中，在实践中习得知识，相信在五年、十年之后，你就是下一个临床护理专家。

"老师，华西藏龙卧虎，我一定要留在这里，向优秀的人学习，成为更好的自己。"这是出科时学生对我说得最多的话。这就是华西啊！这片沃土，滋养了我们每个人向上、向前追寻的决心。如今，护理已成为一级学科，更需要我们这一代护理人不断丰富护理专业内涵，强教育、重创新，让社会看到护理的价值。

"让你爱的人，生活在更好的世界里"是华西护理人的愿景；"让学员在成长的路上遇见更好的自己"是华西带教人共同的愿望。我是这一代护理的奋斗者，也是下一代护理翘楚的摆渡人，我所热爱的便是遇见更好的你们。

不负韶华，不负卿

李思宇

    犹记得上初中时舅舅问我：以后愿意不愿意当老师？我说不愿意；愿意不愿意学医？我说不愿意。后来，却阴差阳错选择了护理专业，又幸运地进入了华西医院。

    随着学习的深入与经验的积累，我逐渐成长起来，对临床工作拥有了自己的思考和判断。我希望能把自己的知识和经验分享给那些刚接触临床工作的年轻人。就在这时，我迎来了第一届规培学员。当护士长告诉我，"你跟着我们的规培带教老师学习，负责规培一年级的总带教工作"时，我的内心既忐忑又激动，忐忑是因为我不知道自己能否胜任这份工作，激动是因为我从此又多了一个身份，可以把自己所学到的经验和走过的弯路告诉学生，让他们尽快适应临床工作，迅速成长。

    怀着复杂的心情，我一遍遍地阅读《规培带教手册》，查阅护士规范化培训的相关资料，对护士的临床实践培训和医院要求的培训任务有了大致的了解，准备了丰富的操作训练和理论教学内容，希望在为期一周的集中培训中，让学生明确临床护理思路，对于自己的工作流程有一个大致的了解。其间，临床带教老师反馈学生对仪器和流程不熟悉，学生反馈说岗前培训的东西记不住。我把反馈信息一条一条记下来，重新查阅资料，调整岗前培训方案，希望在下一批学生的教学中有所改善。

2020年1月新冠肺炎疫情暴发，科室、医院紧急启动应急方案，科室同事纷纷提出驰援武汉的申请。作为一名规培带教老师，我在积极请战的同时，还要尽到护士和教师的责任，在做好教学工作的同时，还要做好学生的心理工作。医院密集发布的防护技能培训信息，不断更新的病房防控措施，单进单出的通道分流，急诊科全副武装的"大白"，医院的每个角落都充斥着紧张的氛围，每个入口都坚守着负责监测体温的"蓝精灵"……在医院严重缺人、缺物资的情况下，我们的规培学员和医务人员用自己的肩膀担负起了守护生命的责任。工作时，他们坚守工作岗位；休息时，他们穿梭在医院门诊、各大楼门口志愿监测体温；停在门诊广场上的献血车旁也总是能看到他们的身影。肆虐的疫情得到有效控制后，规培学员在自己的反思记录中这样写道，"生命是可贵的又是脆弱的，作为医务人员，守护每一个人的健康，是我们的责任和义务。同时我们也更应该注重自身的健康""看到科室的老师驰援武汉，多么希望我也有机会成为他们中的一员，贡献自己的一份力量"……在这次疫情里，他们成长了。

在新一批学员到来之前，我迎来了自己的另一个身份——2020级规培班主任。面对这项任务，我十分感谢科室和护理部对我的信任和认可，同时也压力倍增。我不知道班主任要干什么，该如何开展工作。查阅相关资料后，我结合自己以往的带教经验，开始制订工作目标和计划。听了规培带教老师在沟通会上的介绍，我明白了规培班主任起到的是桥梁作用，如果说临床实践培训是"工作"，那班级活动就是"生活"，要想方设法让学生的生活轻松愉悦，多姿多彩。于是，我尽全力帮助学生。我们会在冬天里一起吃火锅，在春天里一起踏青郊游，在线上分享培训的点点滴滴，一起分享在职考研的经验和我对职业生涯的一些认识……

在学生成长的路上，我努力做一名陪伴者。

9月是开学的季节，我也开始了自己的研究生学习。从一名社会工作者又变成一名学生，坐在教室里聆听老师的教诲，我对教师这个职业有了更深的认识：要给学生一束光，你就要有一片光的海洋；要给学生一碗水，你就要有一桶水的储备；作为一名护理规培老师，我自身的知识储备还远远不够，需要不断积累、学习。

教学相长，寓教于乐，学习是无止境的，在规培的教学中我一直行走在路上，希望有一天自己能真真正正地对得起"老师"这个称号。

规培带教有感

刘宏杰

2016 年 5 月，科室决定由中青年医师每人管理一个教学口并持续负责，将其作为教学工作的一部分。可供选择的教学团队有四个：研究生、本科生、进修医生和住院医师。我选择管理的是住院医师教学团队，住院医师的规范化培训是国家重点关注的领域，也是一个新兴领域，我和其他两位老师组成了规培教学"铁三角"。一晃五年多过去了，回望这段岁月，有不少值得回味的瞬间。

每年新学员报到后，我都会组织大家拍一张集体照，等到三年后，就可以看看大家各自有什么样的变化。但往往真到了毕业的时候，大家也难再聚到一起拍照了。

皮肤病理是皮肤性病科的一个重要亚专业方向，在一定程度上决定了整个科室的疑难皮肤病诊断水平，相当一部分疑难皮肤病都需要病理协助诊断。由于皮肤病的诊断需要密切结合临床，而病理科老师往往不熟悉皮肤科病种，所以，国内外大型教学医院多为皮肤科医师出具皮肤病理报告。国内外皮肤病学领域的教育学家对皮肤科规培学员的病理教学工作极为重视。例如，在北京、上海的部分教学基地，若规培学员的皮肤病理考试不合格，则必须重修一年。良好的皮肤病理教学会使规培学员终身受益。

指导学员看病理切片是带教过程中最有意义的事情之一。病理切片带教是结合活检室老师拍的临床影像胶片和病史进行诊断的。大多数学员对这一过程十分感兴趣，学习热情高涨。他们一起看切片，一起讨论，把学到的理论知识运用于实践中。皮肤炎性疾病非常重视模式诊断，诊断工作要在低倍显微镜下扫描切片，所以有时我会用数码相机的微距镜头把切片照下来，发到"天天向上皮肤病理群"里，让学员借此观看皮肤病理的老师的分析过程和结果。经历了这一过程，学员的学习乐趣和动力大大增强。当然，皮肤病理室的工作是非常繁忙的，整理临床照片并且按患者姓名编号、切片归档、患者信息录入、诊断报告打印等，任务众多。除此之外，学员还要跟导师上门诊、值急诊班。我们的教学思路是让学员沉浸在临床的氛围中学习皮肤病理知识，学员只有在临床的土壤中汲取了足够的养分，皮肤病理的学习才能开花结果。

在带教的过程中，我从学员身上也学到了很多。曾经有两个病例，我分别诊断为表皮样囊肿和描述性表皮下水疱，但是学员仔细比对病例和图谱后，认为第一个病例更符合皮肤杂合囊肿的症状，第二个病例应该考虑是卟啉病。我查阅书籍和文献后觉得学员说得很有道理，便修正了自己的报告。还有一次有一个疑似真菌感染的病例，也是学员带着我在病理切片上尝试使用真菌涂片镜检的荧光技术来查找真菌，还积极帮我联系荧光显微镜读片。

带教过程中也有很多趣事。有一次我跟学员说，我考你们三张切片，你们也同样考我三张吧。学员很兴奋，挑了两张皮肤淋巴瘤和一张慢性皮肤肉芽肿性感染的 HE 切片给我，结果我没能根据切片给出精确的诊断。可见学员对我还是很了解的，他们不一定知道我擅长什么，但是肯定知道我不擅长什么。

　　经过两个月的轮转学习，学员的临床病理诊断水平有了大幅度的提高。

　　2018年，我代表科室在全国住院医师高峰论坛上做主题发言，介绍了科室病理教学的实践成果，获得了在场多数专家的好评。彼时，我暗下决心，要进一步提升病理教学的品质，提升学员的病理诊断水平。

　　近两年，规培部实行规范化管理，小讲课分为理论课程和实践课程两部分，十分考验人的管理能力。

　　小讲课需依照预先制订好的全年课程表，由有资质的老师轮流授课。每位授课老师都有繁重的科研和临床任务，讲课题目及时间安排具有很强的不确定性，需要我反复耐心地沟通。

　　小讲课考勤也是规培管理工作的难点。管理松了，整个团队纪律涣散；管理严了，学员会觉得疲惫，容易引发矛盾。对此，我引入了医院考勤门诊的管理方式，每月无故缺席最多的三位学员将"有机会"和科室主任"谈心"。没想到，这一方式收到了奇效，大家都自觉安排好时间，主动参加学习，缺席率大大降低。

　　我有时会特地去毕业学员的工作单位看看，如此则可以体验不一样的工作环境，了解学员对我们教学工作更为真实的评价，从而督促自己不断改进教学工作，针对基层医院的实际需要有的放矢。

　　每年学员都要评选自己心中的最佳带教老师，通过这一活动我们看到，不少青年教师在学员的心目中留下了很好的印象，也有不少老前辈被学员视为楷模。

　　前两天，看见学员在微博上留言说，跟着薛老师上门诊，上手术、会诊，能学到很多东西，心里非常踏实。现在自己独立工作了，遇到难题心中难免忐忑，深觉有老师指导的孩子是块"宝"，没老师带的孩子是根"草"。我将这一信息反馈给薛老师，薛老师骄傲地说："我带学生是认真的。"

回首过去的五年，我陪伴学员走过了从入科培训到最后拿到规培证书的全过程，体验了一回当班主任的感觉。学员入科培训、制订轮转计划、安排小讲课、教学查房、病理带教、出科和年度考试、毕业前考前培训，每一个环节我都深度参与。此外，我每天还和学员在微信上交流，内容涉及方方面面，包括请假、咨询临床问题、找工作等。有时，我悄悄浏览某些学员的微信个人公众号，看他们如何旅游，如何读书，如何应对各种难题，远观他们多姿多彩的人生。通过这段经历，我有了更多的机会和年轻人接触，可以更为深入地了解他们的想法、学习和工作现状，见证了一批又一批学员从皮肤科"小白"成长为能够胜任皮肤科临床工作的医务工作者。之后，我与学员交流带教思路，他们的话引发了我的思考："非双轨制"研究生的规培学员不同于普通研究生，他们没有毕业论文的压力，学习以个人为主，较为随性，难以形成合力。如何解决这一问题，无疑是我下一阶段的工作重点。

温暖的存在

王莉莉

> 你要记得，那些黑暗中默默抱紧你的人……坐车来看望你的人，陪你哭过的人，在医院陪你的人……是这些人组成你生命中一点一滴的温暖……
>
> ——村上春树

执业十年，带教四年，我从一名规培学员成长为一名合格的护士，又蜕变成一名带教老师。这十年，我不仅收获了自我的成长，更沉淀了对职业的归属感和成就感。这四年，作为带教老师，我将自己的理论知识和实践经验倾囊相授，在这个过程中，这些有活力、有想法、有行动力的孩子，给予了我诸多温暖和感动。

作为一名刚入职的医院新人，面对全新的工作环境和挑战，往往会产生诸多烦恼，如"患者觉得我年轻没经验，怕我技术不好，不让我为他打针""有时候患者问我的问题我回答不上来""不知道如何和患者及家属沟通""在操作和治疗的过程中，患者及家属不配合"，等等。每到这时，我都会召集大家开"圆桌会议"，集思广益，寻找解决方案。在临床操作中，学生不断提高自己的操作技能，提高穿刺技术，参与医护查房，及时了解患者的病情及相关护理要点，对患者进行健康知识宣教，积极为患者排忧解难。生活上，为没有家属陪伴的患者提供生活帮助和心理关怀，哪怕是打一壶热水，哪怕是一句简单的问候，都会给患者带去温暖。

一段时间之后，一位学生满面笑容地告诉我："王老师，这段时间，我们不断努力，有效改善了和患者及家属的关系，提高了操作水平，自我能力得到了提升。我们初入工作岗位，在这个过程中，与其说是我们温暖了患者，不如说是收获了成长！"我心里坚信，在未来，我的学生在面对挑战时，一定会尽情施展自己的能力和魅力，一路乘风破浪，与更优秀的自己相遇！

我带的这一批学生里面，有一个学生很特别，他不爱说话，总喜欢跟在我身后，静静地看我做事，听我和患者及家属的对话，我常常开玩笑说他是我的"小尾巴"。我知道，他虽然性格内向，求知欲却很旺盛。于是我一直在想，怎样才能帮助他克服性格上的弱点，更好地适应自己的工作。

于是，我在评估患者的血管条件后，请他穿刺，在他成功的时候及时予以肯定；在患者出院时，我带着他给患者进行出院健康宣教，得到对方诚挚的道谢时，我发现他的眼里闪烁着光芒；在准备护理查房时，我会主动询问他是否愿意承担，并给予帮助。在顺利完成工作得到同伴的夸赞时，他笑了，我知道，那是打从心底里的开心。慢慢地，他开始变得健谈，做什么事情都很主动，表现出了以往少有的自信和乐观。有一天，我收到他发给我的微信："王老师，谢谢！"我仍清楚记得那时自己心中的激动和欣慰。一个人的成长，只有参与其中方知艰辛，我愿意做那只蜡烛，用微弱的光照亮更多的学生，带领他们找到正确的航线，闯出一片天地。

　　我常常给学生说："你们是'白衣天使'，天使的翅膀掠过哪里，哪里就是天堂。"我想挽着他们的手，与患者一路，与爱同行，坚守我们最初的信仰，用南丁格尔精神守护每一位患者的生命和崇高的护理事业！

2020, 担当与蜕变

王 茜

2020 年 1 月，新冠肺炎疫情暴发。

医院是抗疫战线的最前沿，医务工作者就是守护人民健康的哨兵。

大年初四，华西医院门诊在四川省率先开展应对新冠肺炎疫情的三级分诊。第一级分诊在门诊大楼，从早上七点起，门诊大楼的门口就有戴着口罩、护目镜，穿着隔离衣的医务人员向进入大厅的每一位患者和家属询问流行病学史，帮助测量体温。第二级分诊在各楼层的护士站，设体温监测点，对所有就诊患者再次检测体温，及时筛查发热病例。第三级分诊由各科医生再次分检。

我所在的门诊大楼三楼，恰好是几个重点监控科室——呼吸内科、感染科、中西医结合科所在位置，医护人员对待筛查十分谨慎，每天分诊站立几个小时，不停地询问患者，一遍遍回答患者的提问。一天下来，很多同事嗓音嘶哑，甚至膝盖都出现水肿。即使在这样的情况下，依旧没有一个人请假休息。

疫情期间，许多事情都让我这个见惯生死的老护士热血沸腾，热泪盈眶。还记得那个被广大群众称赞的"最美天使印记"吗？那是一线医务人员在穿戴十小时的医用防护用品后在脸上留下的压痕。由于工作原因，很多医务人员等不到压痕消失便又要再一次戴上医用防护用品，时间一久，就形成了压力性损伤。"最美天使印记"是我们的骄傲，印证着我们无愧于"白衣天使"这个称号。

我们是医务工作者，同时也是老师。援鄂医护人员代表侯洵医生说："医疗与教育行业有很高的相似度。我们在培养接班人的时候，最先教授的是'做人的温度'，先有了'医德'，才能谈'知识'和'技术'。只有以身作则，才能发挥榜样作用。"师德育人，医德救人。

疫情期间，规培学员们依旧在岗，和老师一样认真履行着自己的责任。上至医院领导，下至科室主任、护士长，都特别关心这群学员，尽力了解他们的需求，帮助缓解他们的心理压力。疫情初期，赵护士长让带教老师统计学员的住址和同住人员的情况，以便了解他们的饮食起居和业余生活，关心他们就像关心自己的孩子。看着他们飞速进步，就像看见自家的孩子长大了一般，我感到由衷的高兴。

为了减少人员聚集，很多课程改成了线上授课。怎样做出一堂"有温度的线上课"，是我们经常在群里讨论的话题。我们精心挑选线上课程，除了原有的带教内容，还特别关注他们的心理健康。经常和他们交流一些正能量的事件……

2020 年 10 月 1 日，是中华人民共和国成立 71 周年。清晨醒来，我脑海中一直回响着这样一段旋律："我和我的祖国，一刻也不能分割，无论我走到哪里，都流出一首赞歌……"我写下这段歌词，谨献给我的祖国，献给千千万万和我一样兢兢业业的医务工作者，献给我们的后继者——这群可爱的规培学员。

华西春秋

尹慧琳

　　秋意渐浓的华西坝，人们行色匆匆。一片金黄的银杏叶从空中飘落，我放缓脚步，俯身拾起，勾起了我对往日秋天的追忆。

　　一年前的初秋，我还是华西临床医学院听力与言语康复专业的一名学生，现在我已经是华西医院听力中心规培技师的带教老师了。今日我所分享的，正是自己蜕变的故事。

　　尚在临床实习阶段的我，虽对听语怀有满腔热情，但对未来也有不确定的隐忧。感激听力中心主任郑老师的谆谆教诲，感激所有老师和同学对我的关心照顾，在大家的帮助下，我顺利地通过了 2019 年留院面试，成为华西的一员，长久以来的梦想终于得以实现。

　　2020 年年初，新冠肺炎疫情暴发，病毒威胁着千万人的生命。一方有难，八方支援，四川大学华西医院援鄂医疗队在华西医院大红门前铿锵有力地宣读出征誓言，"疫"无情，人有情，扛鼎同袍，逆行勇战。

　　华西医院积极响应国家号召，全面开展抗击新冠肺炎工作。在救治病人面前，在保护世人面前，在从死神手里多抢回一条生命面前，在守护世间千千万万份团聚面前，没有人退缩。党支部书记、科室主任率先垂范，用肉身撑起了一道道坚实的防线。

医学是什么？对于普通人而言，是救死扶伤的神圣，是命悬一线的希望，是即将支离破碎的家庭渴求抓住的最后一点完整与未来。对于医学生而言，医学带给我们的，是责任与压力，是传承与接力，只因我们肩上承担的是厚重的生命。

华西医院，听力中心，听力与言语康复专业，听力技师规范化培训项目，都是磨炼我成长的舞台。

第一次接触听力与言语康复是一次志愿活动。那时我读大一，报名参加了听力学协会举办的听力中心志愿活动。来到助听器验配室，站在带教老师和听力规范化培训技师的身旁，我看到了一种完全不同的就医环境与模式，医患之间其乐融融。在医疗大环境中，听力中心仿佛一个鸟语花香的世外桃源。而这份美好，需要有人去发扬，需要有人去传承。那时的我仿佛看到了未来的自己，发现了那一份值得自己终生热爱的事业。

进一步了解了听力与言语康复后，我更加坚定了自己要加入这里的决心。实习时，不止一个患者问过我是不是实习的同学，第一次回答时我的内心更多的是害怕，害怕他们认为我技术不精、经验不足。没想到，这些患者纷纷夸起了听语这个行业，我们从听语行业本身聊到患者的感受，再到听障宝宝的恢复近况，大家对我们的工作都十分认可。让我印象最深的是在新八教六楼耳蜗调机室里，一位耳蜗宝宝的妈妈得知我是大三听语系学生后告诉我，华西听力中心给她的生活带来了巨大的改变，还说我不仅选对了专业，还选择了一个好专业。

成长不仅来自自身，更来自周围的人与事。华西医院听力中心给了我们起舞的平台，给了我们梦想的高度，给了我们最真实的明天。

在一个有温度的地方才能够达到真正的高度，在我看来，华西的温暖太多太多，它们来自患者的笑容，来自听障宝宝家长欣慰的眼神，来自听语系老师最真实的关怀，来自自己蜕变时的那份欣喜与惊叹……华西的温度让我们能够站在前人的肩上，看到更远的未来与更广阔的世界。

在听力中心，我们成长得更快、更优秀，拥有了独立思考的能力，拥有了更为澄澈通透的内心，我们看清了自己，获得了智慧。听闻、学习、获得、成长、蜕变，因为懂得，方晓担当，才知道何为道，何为智，何为真我。

华西很旧，前人的故事填满砖缝，开满荷渠；华西也很新，长出皱纹的窗棂总被新漆刷亮。从豆蔻到耄耋，百年家与国，日子流淌在同一座钟楼下，从青丝到华发，医学的传承、发展与担当，由风华正茂的我们去挥斥方遒。

锦江春水正东流，回望华西几春秋。我们的故事正在被谱写，终将被铭记。

成长路上的颜色

侯　宇

　　跟跄前行中，你总能在他们身上找到丢失的那一部分自己。

——《群山回唱》

　　读大学的时候，我喜欢在雨天，从城市的东边踏过泥泞，去到城市西边的书屋，坐在落地窗前，沉浸在书籍的世界里……彼时的我怀揣着一颗火热的心，期待自己能够有一番作为，感觉无论是什么样的苦难都能被这闲暇时光以及对未来美好的想象抵消。这时候我眼中的世界是绿色的，苍翠欲滴，焕然一新，充满朝气。

　　人之处于世也，如逆水行舟，不进则退。

——梁启超

　　匆匆结束大学生活，进入繁忙的实习期，我的世界发生了翻天覆地的变化。在医院里，每天面对的都是痛苦呻吟的患者，掩面落泪的家属……独自面对这一切时，我的世界是灰色的，我挣扎着，想要有所改变，却找不到方向。

悟已往之不谏，知来者之可追。

——陶渊明

"您好好睡一觉，梦里便能见到这七彩斑斓的世界，见到您儿女和孙辈的面容，再看看这个千变万化的时代，自此免去病痛，逍遥快活。我会很想很想您。"这是我朋友的爷爷去世后，她在朋友圈里发的一段话，读来只觉得心情沉重。

我经历过的亲人逝世，不过二三，那时年龄尚小，不懂生死，但去世的亲人会一直留在我的心底，一想起他们，就会感到一阵阵伤心……刚刚结束实习的我忽然醒悟，不论是逝去的人也好，遇见的人也罢，还是做过的事，凡是自己所经历的，必在人生中留下印记，只是深浅不一罢了。我想这时我眼中看见的是白色，未来且长且远，但求不慌不乱，坚定成长。

一个人可以非常清贫、困顿和低微，但是不可以没有梦想。只要梦想存在一天，就可以改变自己的处境。

——奥普拉

我相信我是幸运的，当我对未来感到迷茫、彷徨时，机缘巧合，我来到了华西医院听力中心。经过报名、试岗、面试，我最终被录取为 2020 级规培听力技师。初入华西，总是小心翼翼，担心自己不够优秀，怕自己做得不够好，避免给老师和学长带来麻烦。但是慢慢相处下来，我发现大家都很亲切，并没有因为我犯错而苛责我，反而耐心地教导我，帮助我，使我学会了很多专业知识。

在门诊的时候，我收获了满满的幸福。我曾经看到有人在街头采访，采访的主题是"你听到过最残忍的话是什么？"一个被采访者回答："我的医生告诉我，我只剩下三个月了，我在等……"听到这话，我沉默了许久，大概没有什么比被医生宣判"死刑"却无力改变更为残酷了吧。

来到华西医院的第一天，主任便告诉我们："第一，了解患者的需要；第二，帮助患者树立希望与信心；第三，教会病人治病。在这里，我们对患者说得最多的话就是'不用担心，治得好的'。"这句话给了患者力量，也给了我们满满的幸福感与责任，使我曾经灰暗的心变得明亮起来。

在华西医院温江院区的耳鸣耳聋眩晕防治中心评估组，我看到了无数被耳鸣折磨的患者，面对焦虑的患者，我积极与他们进行一对一的交流，帮助他们评估病情，教他们治疗自己，消除对耳鸣的恐惧。曾经有患者对我说："你们好认真负责啊！"听到这句话，我心里很高兴，要知道，对于我们来说，得到患者的认可是最幸福的事了。

在听力中心测听区时，我负责为患者做听力相关的检查。一方面辅助医生诊治患者，另一方面巩固自己的专业基础知识。每完成一个检查项目，我心里的成就感便多一分。

现在，我看见的世界是蓝色的。初来乍到时，主任曾问过我们一个问题："短期目标、长期目标、人生目标分别是什么？"我的回答是："坚定勇敢地走好每一步，不断学习，努力提升自己，能够成为一直能帮助别人的人，做一个有用的人，不忘初心，不负现在，未来方可期。"

"路漫漫其修远兮，吾将上下而求索。"我的成长之路还在继续，或许以后我的眼里还会有更多的颜色，但无论是何种颜色，我都能接受并满怀期待。因为这才是世界的真正模样，而我也一直在这个世界上缓慢行走着，为自己的人生画卷涂上缤纷的色彩。

青山一道， 同担风雨

潘红燕

2020 年春节前夕，一场突如其来的新冠肺炎疫情打破了往日的宁静。大年初一，华西医院第一批援鄂医疗队赶赴武汉，只要国家需要，人民需要，华西人便义无反顾地冲锋在前。

李为民院长带领即将出征的援鄂医疗队员重温医学生誓言："健康所系，性命相托。当我步入神圣医学学府的时刻，谨庄严宣誓；我志愿献身医学，热爱祖国，忠于人民，恪守医德，尊师守纪，刻苦钻研，孜孜不倦，精益求精，全面发展。我决心竭尽全力除人类之病痛，助健康之完美，维护医术的圣洁和荣誉，救死扶伤，不辞艰辛，执着追求，为祖国医药卫生事业的发展和人类身心健康奋斗终生。"这些沉甸甸的文字，震撼着每一个从医者的心灵。

有幸向第一批援鄂医疗队成员之一的冯老师请教，我问冯老师，临行之际她害不害怕。冯老师毫不回避，她说："害怕。"自己当时是"抱着去了便回不来了的决心"前往武汉的。当时新冠病毒的传播速度非常快，每天都有大量的新增确诊和疑似病例。疫情暴发初期，医疗物资紧缺，为了节约资源，整整一个班次不能吃东西，不能上厕所，护目镜和口罩压坏了医护人员的鼻梁和脸颊，可是无人抱怨，也无人退缩。"抱着去了便回不来了的决心"这句话，要是冯老师的父母听到该有多心疼啊，然而，我们现在取得的抗疫成果正是多少个像冯老师这样"抱着去了便回不来了的决心"的医务人员在抗疫前线忘我地付出换来的。他们是天使、是英雄，他们用生命和汗水诠释了什么是真正的勇敢。

疫情暴发期间，我也在急诊科奋战了半个月，我们接受了穿戴防护服的训练，一遍遍地练习，通过考核之后便正式去发热门诊上岗。还记得有一次晚上十一点了，发热门诊外排队挂号的人还很多，我们在给病人做填写指导的时候，两个高中生模样的女同学朝我们走来，她俩一人抱着一个小箱子放在我们面前的桌子上，然后朝我们鞠了个躬说："你们辛苦了！这是刚收到的快递包裹，里面装着洗手液，希望能给你们带来一点点帮助。"感谢的话还没说出口，她俩已经一路小跑离开了，我们都很感动。善良的小姑娘，虽来不及看清你们的模样，来不及道一声"谢谢"，但你们温暖的话语我们已牢牢记在心里，不会忘怀。

大慈恻隐， 大医精诚

高晨曦

2020 年春节，新冠肺炎疫情突然暴发，全国上下面临巨大考验。不能言退，尽我所能，坚守岗位，是一名医生最大的责任。

抗疫期间，我轮转到感染科，主要负责病人转运分流的工作，身处高危传染性疾病区，我时刻有职业暴露的风险，要说心里没有恐惧，那是假的。但每每看到身边的老师冒着生命危险奔赴抗疫一线，他们没有豪言壮语，只有默默奉献，用行动践行着医生的担当，我心里很快就静了下来。华西医院开设发热门诊后，我多次承担发热门诊的工作任务，作为一名党员，我深知自己肩上的责任。

"凡大医治病，必当安神定志，无欲无求，先发大慈恻隐之心，誓愿普救含灵之苦。"这段话出自孙思邈的《大医精诚》，当初正是这段话支持我在学医的道路上坚持了下来。四年前，我踌躇满志来到华西医院，开始了为期三年的住院医师规范化培训，如今已经完成了三年住培，进入第二阶段专培。经历了最初的懵懂到如今的每日精进，我深知欲成"大医"需要时间的历练，同时，身为医者，亦必先心怀善良，这也是我最真挚的内心宣言。我奋力向前辈看齐，贡献自己的所学所长，践行着

"健康所系，性命相托"的医学生誓言。

  我所在的华西医院全科医学科是一个充满温情的大家庭——在这里，我坚定了自己的信念；在这里，我备受鼓舞；在这里，我懂得了一名医生应肩负的职责。记得有一位来自贵州的肾病综合征小患者来复诊，还专门带了贵州的麦芽糖送给我。这份跨越千山万水的礼物，象征着患者对医生的一份信任，一种鼓励。于我们而言，患者被治愈的每一个瞬间，都令人难以忘怀。

赤足追光

刘霖美

华西医院老八教前的大树还未来得及抖落冬天的寒霜，第一批援鄂医疗队的队员便在门前和家人依依惜别。如果说这是一个前所未有的长夜，那么这些穿着红色队服的逆行者就是一道光，照亮了这看不尽的黑夜，看不清的路。

前几天还在夜班组教导我写护理记录的何老师转眼就踏上了支援武汉的征途，这一刻，我真切地意识到这场新冠肺炎疫情对于医护人员而言究竟意味着什么。

"救死扶伤，不辞艰辛，执着追求"，伴随着高亢的宣誓声，医疗队启程了。

何老师每天在社交媒体上向大家报平安，大家也纷纷在评论区留下暖心的话语。医院队的队员如同老八教的"八"字，一撇一捺，简简单单，普普通通，虽然心里也会害怕，但是他们仍然坚定逆行。因为他们坚信，黑暗的尽头一定是光明，寒冬的背后一定是春暖花开。

华西医院急诊科处处是忙碌的身影，其中既有急诊科的医护人员，也有大量的志愿者。结束了一天的工作，他们脱下了密不透风的防护服，头发丝上挂着汗珠，人人如同汗蒸一般。

华西医院的每个病区都临时设置了门禁管理。在带教宁老师的指导和帮助下，我严格筛查进出人员，完善了门禁管理制度，梳理出更合理的门禁巡查流程，并整理成读书报告，在科室晨会上分享。正如宁老师所说："前方有战场，后方也有战场，没观众的舞台，角儿的范儿也得正。"

老八教门前的大树又披上了金黄的外衣，在初冬的劲风中迎接着步伐匆匆的人群。一年的时间过去了，光明驱散了黑暗，援鄂医疗队的旗帜依然飘扬着，激励着正在追光的我们。

写给两年前的自己

刘亚楠

　　嘿，我亲爱的少年，最近还好吗？

　　这是我来成都的第二年，天气已从夏日转凉入秋了。窗外秋雨连绵，我正在给你写信。

　　还记得杭州的秋天是什么样吗？虽然只待了一年，没来得及好好欣赏杭州的美景，但杭州却刻在了你的心上。那里的秋天用秋高气爽来形容是再好不过了。轻薄的外套足以抵挡早晚的凉意，午后的阳光洒在身上能感到些许热意。对于杭州秋天的记忆，似乎只剩下这些。那时你刚到浙江大学医学院附一院麻醉科实习，繁忙的工作占据了大部分的时间，备战考研之余，失恋的痛苦更是让你黯然神伤。就这样，你把"忙碌""压力""悲伤"全部背在身上。虽然外面艳阳高照，你的内心却阴云密布，看不到一丝阳光。

　　就这样直到考研成绩公布，你的成绩不尽如人意。一时之间，你不知道自己该干什么，对未来充满了迷茫，整天浑浑噩噩，只能把自己麻痹在游戏和动漫里。从老师那里知道华西医院规培招生的消息后，你怀着试试的心态报了名。

规培生活让漫漫学医路有了价值，更有了期待。在华西，你学会了丰富的操作技能，明白要善于将理论知识与临床相结合。规培于你而言不是挡路的"程咬金"，而是送技能的"秦叔宝"。

现在的你已经是二年级的规培学员了，这一年你顺利地通过了执业医师资格考试，也成了四川大学的在职研究生。现在，我可以大声地告诉你，你看，难熬的日子都过去了，失败真的没什么，人生从来都不只有一条路，那些挫折和委屈最后都可以笑着说出来，以后一定会更好。

今年成都的秋天，虽然阴雨天居多，但你能在阴云中看到太阳的光芒，也一定能成为自己想要成为的人。

凡心所向

朱鸿钰

2010 年的某个清晨，十六岁的我独自从县城坐长途汽车去成都看病。到成都后，我换乘地铁 1 号线到了华西坝。华西医院里，人来人往，灯火通明。从做各种检查、等检查结果到拿着各种报告单坐在诊断室，静静等待诊断，整个过程，医生都给人以一种亲切感，慢慢地，我紧张的心情放松了下来。

那时候，我觉得一名好医生应该有高超的医术。

2012 年，十八岁的我，在填报高考志愿时毅然选择了医学院。大学五年，我在教室里学习知识，考试周在自习室里疯狂复习，在图书馆开阔自己的眼界，在社团里丰富自己的大学生活，在操场上背诵着医学生誓言，在医院里实习感受到当一名准医生的紧张……青春时光，我要努力提升自己，不负韶华，努力实现当一名好医生的理想。

那时候，我觉得一名好医生要终身学习。

2017 年，二十三岁的我，大学毕业，在考研还是工作之间犹豫不决。我的家人一直觉得，女孩子应该赶紧工作，赶紧挣钱。最后，我在家乡的医院里工作了，但始终心有不甘。后来，我报名参加了华西医院麻醉科的规培考试。再次来成都，回到梦想开始的地方，已经是七年以后了。

华西医院的多功能会议厅里座无虚席，新一批的规培学员正在接受入科前的培训，憧憬着未来三年在华西的学习和生活。培训时，带教老师除了讲述日常临床工作中的注意事项，还讲到了汶川地震、芦山地震发生时，华西医院派出救援队前往灾区的事迹，我从中深刻感受到了医护人员背负的责任与使命。我告诉自己，要珍惜这来之不易的学习机会，努力实现当一名好医生的理想。

那时候，我觉得当一名好医生，要懂得责任与担当。

进入麻醉科后的生活是忙碌的，每天来往于手术室与宿舍之间，"春天的花开秋天的风以及冬天的落阳"，路上的景致随四季而变化。工作却是丰富多彩的，每天早上的晨课，每周一晚上的住院医师大课，每周四的病例讨论，对于理论知识的传授，老师们从来都是毫无保留；每一个操作，每一次抢救，每一个突发情况的处理，他们都从容面对。除了工作能力、学习能力的培养，科室也注重我们的身心健康，积极开展丰富多彩的活动，或去染坊染布，或去茶园摘茶，或去剧院听川剧，或去手工坊制作一些可爱的物件。迷茫无助时，我们可以向自己的生活导师倾诉，他们定会耐心开导，全力帮助。

在病房轮转时，我们除学习相关常见疾病及处理方法外，还要学会如何与病人沟通。在疼痛科轮转时，那些病人大都被慢性疼痛折磨已久，身心俱疲，常常情绪失控。作为他们的管床医生，我耐心安慰，细心讲解。每当我因工作劳累而不耐烦的时候，都会想起自己十六岁独自来华西看病遇到的医生，他医术高明、温和可亲，一举一动都温暖着我。看见被病痛折磨的老奶奶，我会想起自己的奶奶，也许眼前的奶奶更需要的是一个能安慰她，能和她一起聊天，听她讲自己故事的孩子。

那一刻，我觉得一名好医生应该具有共情能力。

有过想放弃的时候吗？有的。被工作、考试压得喘不过气的时候，被别人质疑的时候，我也曾怀疑过自己的选择，不过也都只是一瞬间，因为我明白，我人生的选择是成为更好的自己，而不是用来后悔的。

　　2021 年 6 月，我毕业了。细看这三年的规培生活，好像每一天都很平淡，而这一天天的平淡积累起来，竟也发生了质变，自己在不知不觉中，已慢慢地成长为一名医生。规培结束后，我选择了继续留在华西医院专培，还报考了在职研究生。这里是我梦想开始的地方，我深知道路的尽头繁花似锦，但途中必有丛生的荆棘。但既然已经站上了巨人的肩膀，我只会昂首向前！

　　十年后再听这首《给十年后的我》——"这十年来做过的事，能令你无悔骄傲吗？那时候你所相信的事，没有被动摇吧？"我想，我已经有了答案。凡心所向，必素履以往。

曙 光

邓惠文

> 看不见，使人与物隔绝；听不见，使人与人隔绝。
>
> ——海伦·凯勒

每一天早上醒来的第一件事，就是睁开眼睛，享受晨曦在我指尖跳跃，听鸟儿在树枝上歌唱。之前我一直以为这是再自然不过的事了。直到我读到海伦·凯勒的故事，接触到听力行业才明白，能够做一个健全的人有多么幸福。

夏日炎炎，骄阳似火。科室里的空调发出声响，它也铆足了劲儿开始上班啦！我换上制服，宛如披上了铠甲，而这片工作区域便是我的战场。经过一年专业知识的学习与专业技能的反复练习，我可以准确地解读报告并熟练操作相关检查，取得了极大的进步，这一切都得益于听力中心大家庭的良好氛围。

轮转完所有的工作区域后，我定岗于听力中心的耳鸣评估组。

请问：你会因听力下降而着急，因耳鸣而绝望吗？你相信有人想自杀是因为听说"耳鸣是世界难题，无法治愈"吗？你知道聋哑人是因为听不到声音而无法说话的吗？可能你不曾注意，但每天因为这些问题而来医院就诊的患者不在少数，苦恼异常。

我的工作中有一项耳鸣评估及咨询，主要是评估耳鸣对患者身体功能、情感、生活影响的严重程度，并给予专业的指导，帮助患者了解耳鸣究竟是如何产生的，出现耳鸣该怎么办。大部分患者都有多次他院就诊的经历，治疗效果并不理想，来华西本也只是想再碰碰运气。其中，让我印象深刻的是一位男性患者，他属于典型的耳鸣耳聋。第一次接诊时，我详细地告诉他应如何正确填写表格，他根本不回应，我便以为他是双耳严重听损的患者。反复确认后我发现，其实他是能听到的，只是不想与人多沟通。填完表格后，我开始详细询问他的患病史，在他断断续续的叙述中，我了解到，他是文字工作者，疫情期间在家熬夜看小说，一周后觉得双耳闷堵，左耳耳鸣，严重影响睡眠。这突如其来的状况把他吓坏了，他怀疑自己得了大病，连忙去当地医院就诊，治疗了近十天，非但耳鸣没有治好，听力也下降了。极度恐慌的他又换了一家医院，没想到医生给出的治疗建议与之前的医院相差无几。他的状况更加严重了。心情低落的时候，他甚至想过要结束自己的生命，结束一切痛苦和烦恼……最终，他想到了华西医院，像是抓住了最后的一点点希望，于是连夜从外地赶到了成都。

听到这里，我心头一惊，原本以为只有拿着手术刀才能够挽救生命，但是此时此刻我肩上竟也承载着一条鲜活的生命？于是，在接下来的咨询工作中，我一边安抚他的情绪，一边告诉他，只要严格执行医嘱，病症便会有好转或至痊愈。我把每一条医嘱都写在他的就诊报告里，并且交代清楚回家以后应该怎么做。听了我的话，他的脸上开始露出笑容，眼中透出希望的光，我猜想，他的生活也许便会从此而改变。

十天后，他出现在了咨询室门口。他告诉我，这次提前来复诊是想给我们分享好消息。他的病情有了很大的好转，晚上可以顺利入睡了，头脑昏沉的现象也有所好转。短短十天，他的生活从黯淡无光到重新充满希望，这是他之前完全没想到的。一个月后，他痊愈了。他抑制不住内心的激动笑出声来，他的笑声，让我充满了自豪感和使命感。

经过一年多的规培，我感觉自己有了很大的变化，思维方式、人格素质等方面都得到了一定程度的提升。我知道，要想重生必先蜕变，要想成长必经磨炼！蜕变的过程是痛苦的，但其中也满溢成长的喜悦。我也愿像蝴蝶般一次次蜕变，既不思虑，也不彷徨；既不回顾，也不忧伤。

新的征程，冠你以圆满之名

樊妮妮

2020 年 10 月，一场场细雨早早地将我们带进了冬天，没有秋风扫落叶的凄凉，只剩下夜雨冲刷后的干净利落，像是在拉着我们快速飞奔。我们都知道，这一年，对于每个人而言，究竟意味着什么。

没有人天生是英雄，没有人不畏惧生死。

只因国家有难，同胞同心。

感谢年迈的院士，没日没夜地奋战，一次次给大家带来好消息。

感谢千千万万的白衣战士，响应号召，舍己为人，奔赴一线，救死扶伤。

感谢各界人士不留姓名，捐款捐物，默默奉献自己小小的力量。

被阴霾笼罩，被疫情困扰，我们身处其中，一切都太艰难了！

可那些住在 ICU 不知道明天是否还会来临的病人

那些被口罩勒出深深印记的年轻医生

那些忍痛剪掉长发的美丽护士

那些为了救治他人而被病毒感染的医务工作者

那些勤勤恳恳奔波在乡间的乡村干部

那些在武汉大地上一刻也不停歇的挖掘机

那些含泪把自己亲人送上抗疫征途的家属

那些因父母不在身边孤独时只能安慰自己"深呼吸"的孩子

那些已经离我们远去的生命

他们才是真的难

医护人员大爱无疆，他们勇敢、无畏，守着千千万万的生命，护着万万千千个家庭的周全。这场没有硝烟的战斗多亏有他们，我们才得以胜利。

2020年于我个人而言也是特殊的一年。这一年，我与心爱的人组建了自己的小家，还孕育了一个新的生命。又来到了很多医学生向往的华西医院进行规培学习。

很庆幸，也很荣幸。

怀着满心的希望，我走进了华西医院的大门。

这里有凭肉眼就能"揪出"甲状腺癌的老师，有细心而又严格的审核人员，有性格风风火火的师姐，有细心温柔的师兄，还有好多我没有搭过班却早有所闻的老师。我从开始的不会到会再到慢慢精通，靠反复的实践积累起自己的技术和口碑，相信现在我们所经历的，都会成为以后的宝贵经验。

很荣幸超声检查报告上有我的名字，现在在键盘上敲下的每一个字，添加的每一幅图片，都是我在这里成长的印记。当然，现在还只是"记录者樊妮妮"，希望我能通过自己的努力早日成为"检查医生樊妮妮"。

十分庆幸自己选择了这个专业，也感谢现在的自己能重新回到这个岗位。在华西医院规培的两年，将会是我人生新的起点。我将在这里重新起航，学习知识，培养技能，积累经验，结交朋友，完善自我。

希望多年以后，我也是在超声技术方面小有贡献的人，也希望可以凭借自己过硬的本领帮助到更多的患者，我为自己是一名超声技师而感到骄傲和自豪。

医者无疆， 学无止境

冯曦微

第一次见到杨老师的情景仿佛就在昨天。

我按计划轮转到消化内科杨老师主管的消化道出血组。在医生办公室，第一次见到了传闻中消化科最严厉的杨老师。

杨老师一头短发，清爽干练，口罩上方一双明亮的眸子不怒自威。她站在医生办公室的大圆桌旁给我们立"组规"。

管床位分好后，我便正式开启了在消化内科为期一个月的规培轮转。

杨老师查房前，先在办公室的大圆桌上听我们汇报患者的病情，下达基本治疗方案，然后再去病房查看病人的实际情况，并对治疗方案进行微调。杨老师在听我们汇报时，能准确地指出我们漏报了什么，没有重点关注什么，而这些错漏之处就是我们对疾病认知的盲区。杨老师说，同样的错误最多出现三次，第四次就是态度问题，这是她决不能容忍的。查房时，她喜欢从后向前查，健步如飞，我时常需要小跑几步才能跟上。她跟病人交谈时，其专业和威严不得不让人信服。老病人热切地说："杨老师，感谢你呀！我送你锦旗哈！"她皱着眉头说道，"别送！我可不想再看见你哦！"患者抢救，家属在她面前号啕大哭，她依然冷静如常，条分缕析地给家属讲明抢救措施，分析利弊，并叮嘱我们做好记录，按医疗程序完善医疗文书。她总是那么冷静，那么客观，又那么强大，好几个濒死患者在她手里起死回生。

最初，我一度以为杨老师只会皱眉不会笑，后来我发现我错了。重症病人逐渐好转时，她会微笑着对我们说，看，有成就感吧。第一次发现她在医疗组微信群里"盗用"我的表情包时，我一度怀疑她的手机被偷了，结果发现她的表情包比我的丰富多了。她在微信群里的备注是"老杨"，所以我们私下里都叫她老杨，有一次她听到了，便探头进来用揶揄的口气问："你们在夸我什么？"

杨老师的医疗组是消化内科最忙碌的，我们总是比其他组晚下班。每周的死亡病例讨论，每位组员至少要发一次言。每天下班后，我满脑袋都是"睡觉"二字，就在我打盹的这一小会儿工夫，杨老师已经在微信群里给值班医生下达了好几个指示，还推送了几篇需要我们学习的文献。我内心除了佩服还有一丝惭愧，杨老师比我更像年轻人。她的微信昵称叫"黔驴"，学无止境，她说她也有黔驴技穷的时候。我问她的一位学生，做杨老师的学生是不是特别辛苦，他思索了一会儿，肯定地说，痛并快乐着。他还说，老杨最喜欢在组会时用"工匠精神"教育他们，因为性命攸关，出不得岔子。

我出科那天去办公室找杨老师签字，她正在看文献，电脑屏幕的光映在她的脸上，双眼显得异常明亮。她问我，怎么样，临床有意思吧？我喏喏地应着。签完字后我跟她道谢，她说，一定要实实在在地在临床上摸爬滚打。

离开消化内科已经快小半年了，我常常会想起她，她在病房里查房时风风火火的背影似乎在一遍又一遍地告诉我，学无止境。

想对您说， 想让您"听"

高文洁

和老王之间的故事只是我工作的一个缩影。

老王是一位退休人员，过去的工作环境很嘈杂，再加上年龄的原因，这几年他的听力下降得厉害，最后发展到小孙子叫爷爷他都听不见了。为此，老王到处求医问药，然而听力严重损伤已是事实，想要恢复听力，医生建议安装助听器。但老王坚决反对，因为戴上助听器就等于承认自己真的老了，也不再是一个健康的人，这是老王不愿意承认的事实。

日子一天天过去，老王与家人的沟通愈加困难，家庭关系不再像之前那样融洽。

终于有一天，儿子在家庭会议上提出想带爸爸去配个"耳机"，这样可以让爸爸重新听见他们的声音。然而在此之前，老王便已知道这个法子，只是佩戴"耳机"这个事实令他难以接受。

老王终究拗不过家里人的意见，他也很想清楚地听见家人的声音，在儿子的陪同下，老王来到了华西医院。

在整个交流过程中，老王一直紧张不安。这种表现在老人中十分常见，于是我请他的儿子暂时离开了诊室。

儿子离开后，老王略微放松了一些。我给老王泡了一杯茶，问他这种情况持续多久了。老王抬了抬头，眯了眯眼，露出迷惑的表情。我突然意识到了自己的不当。于是，我搬了一把凳子，坐到老王跟前，大声告诉他别害怕，又把刚才的话重复了一遍。

"这个情况已经有一段时间了，刚退休那会儿还能听得清，后来就感觉有时候听到的声音很模糊，但让他们多说两遍还是能听清楚。再后来，孩子们要大声说话，我才能听个大概。"

"您这可能是退休后闲得，耳朵也想退休了。"我笑着说。老王也笑着说："退休后，就感觉身体大不如从前了，眼睛花了，吃饭也没味道了，耳朵也听不清了。"

"眼睛花了我没办法，听不清我倒是有法子，我这里有种'耳机'，您戴上就听得清了。"

"小姑娘，你说的'耳机'我听说过"，老王叹了口气，"助听器是给聋人戴的，我还没聋，就是有点听不清，戴上这个东西不就相当于告诉别人我是个聋人。"老王的语气有些急躁，似乎想赶紧找个法子证明自己没有聋。

"您先喝口茶，别急。"我试图安抚他，"您不是聋人，聋人怎么能听得清我说话，您这就是有点听力下降"。

"那，那，那个谁……戴了这个就更听不见了。"

"您这是听谁说的？'耳机'戴的时间越早，效果越好，晚了，效果自然就不尽如人意了。"

老王抬头看了看天花板，若有所思。刚开始对老王说，老王"听不清"，现在对老王说，又担心老王"听不进"。老王看了一会儿天花板，低下头端起茶杯，喝了两口茶，茶水温度正好。

"唉——"老王轻叹了一声说："不得不服老啊！这个'耳机'贵吗？要不要经常换啊？会不会老是坏啊？"

我赶紧给老王科普了"耳机"的相关知识。老王听得津津有味，尤其是听到可以定制隐蔽式"耳机"的时候，他脸上露出了兴奋的表情。

"这个会不会特别贵？"老王急忙问道。

"一般家庭都可以承受，而且定制的效果更佳。"我笑着回答。此刻的他犹如小学生一样充满了好奇心，不停地对定制隐蔽式"耳机"问这问那。

"能不能让我试一试？"老王小心翼翼地问道。

看着老王满心期待的样子，我立刻答应了他的要求。通过一系列的检查，选了一个比较贴近他当下状态的"耳机"。

"您听得清我说话吗？"

"听得到，就是有点嗡嗡声。"老王面露难色，有点不适应。

经过几次调整，老王觉得正常说话能够听得清清楚楚，面色一下子明朗起来。

"怎么就没早点来见你呀！"老王懊悔不已。他站起来，走了两步。"就是这个声音还有点不习惯，其他都挺好的。"老王边走边喃喃自语。

"挺好的就好，那您要不留个联系方式，平时戴着有什么问题可以及时跟我联系。"作为听力师，最开心的事莫过于是自己为听损者配的"耳机"能真正地为他们带来"声机"，还他们一个动听的世界。

"可以，可以，小姑娘。"老王欢欢喜喜地在联系栏上工工整整写下了自己的手机号码，并且在联系人一栏签上了自己的名字。

老王推开诊断室的门，催促着儿子赶紧去交钱，好像晚了一步就会被别人抢走似的。

一周后，老王又来了一趟诊室，感激之情无以言表，他不停地对我说："听得清了。谢谢！"

之后，我一直与老王保持联系，有时问问"耳机"的事儿，有时聊点家常。老王还说，他身边也有几个老伙计，就是拉不下面子配这个

"耳机"，他正努力说服他们来找我。

这就是我和老王的故事，一个听力师和一个听损者之间的故事。

作为一名专业的听力师，我希望自己能还患者一个清晰的听觉世界，一定程度上帮助他们恢复正常的生活，提高他们的生活质量。

希望每一位听力患者知道，我们一直都在您的身旁，是您听觉世界忠实的守护者，想帮助您拥抱更好的世界；我们一直都在您的身旁，想听您说，想为您做。

平凡而伟大

苟海梅

　　身着一袭洁白的护士服，迈着轻盈的步伐，日夜穿梭于病房，守护患者，为了患者的健康奉献青春，燃烧自己，这就是被誉为白衣天使的护士。她们是普通人，却将平凡的一生献给了不平凡的事业。

　　2020 年春节，新冠肺炎疫情暴发。在这危急时刻，有一群可爱的白衣战士，奋笔写下一份份请战书：新型冠状病毒肆虐，人民群众的健康受到威胁，在国家和人民需要我的时候，我随时准备出征，奔赴一线，为抗击疫情贡献自己微薄的力量，不求回报，不论生死。点点萤火，汇聚成人间星河，各地驰援武汉的医务人员纷纷抵达，在没有硝烟的战场上，他们用宽厚的肩膀扛起救治的重任，搭起生命的桥梁，用伟岸的身躯筑起铜墙铁壁，保卫武汉，保护人民。

　　世上没有从天而降的英雄，只有挺身而出的凡人。防护服下的医护人员，是儿女，是父母，是朋友，更是普通人。面对未知的病毒，他们也曾害怕过，然而，身上的责任和担当，让他们挺身而出，逆向而行。大年三十，四川省第一批援鄂医疗队出发了，他们放弃了与家人共度除夕的时光，千里驰援，只为一战。

　　我是一名医学生，初入临床，尚未有能力奔赴抗疫第一线，但我依然时刻通过新闻媒体密切关注。医护人员摘下口罩后留在脸上的一条条压痕，是长时间坚守岗位的印记。"漫云女子不英雄，万里乘风独向东"，为了节省穿防护服的时间，避免交叉感染，护士剪掉了美丽的长发。让我们看到，巾帼不让须眉的豪情与决心。为了节约防护服，他们减少喝水和进食，穿上了成人纸尿裤，努力克服着心理压力和身体不适，坚守岗位。

　　白衣战士英勇无畏，不惧生死，换来了无数家庭的团聚，换来了武汉重见光明。他们虽逆风而行，却向阳而生，绽放光彩。

　　作为一名刚刚入职的规培护士，对我影响最大的是我的带教老师，工作中的她认真负责，观察入微，临危不乱，冷静判断，教学中的她将丰富的理论知识和熟练的操作技能不厌其烦地传授给学员。她是我职业生涯的启蒙者。我最不擅长的是操作考试，每个月两次的操作考试我都十分紧张，老师不仅没有苛责我，反而柔声安慰我、鼓励我，给予了我莫大的鼓励。感谢所有的老师，是他们用心血与时间来浇灌我们这些小树苗，我相信，我们终有一天也会长成参天大树，像他们一样抵挡风雨，在国家危难之际，挺身而出。

　　进入华西这个大家庭，我将秉承"厚德精业，求实创新"的院训，在今后的护理工作中鞭策自己，夯实基础，不断进步，成为一名优秀的护理人员。

黉门邂逅， 钟楼回眸

郭子浩

> 皓月当空，夜阑静，千里奔赴一线。
>
> 儿女情长，放两边，践行铿锵誓言。
>
> 沧海横流，惊涛翻涌，白衣铠甲前。
>
> 守护山河，涌现多少豪杰。

2020 年 1 月 25 日，华西医院第一批援鄂医疗队二十五名队员抵达武汉天河机场。

正所谓，侠之大者，为国为民。从他们身上，我明白了"苟利国家生死以，岂因祸福避趋之"的勇敢担当；从他们身上，我体会到了"先天下之忧而忧，后天下之乐而乐"的宝贵精神；从他们身上，我看到了"黄沙百战穿金甲，不破楼兰终不还"的抗疫决心。

夏日炎炎，蝉鸣声声。2020 年 7 月，我正式成为华西医院听力中心的一名规培学员。身为后来者，我有幸目睹了华西医院历史长河的奔流，见证了平凡中孕育的伟大，我意识到，担当为蜕变之始，担当为成长之机，担当为立身之本。

相传天方国有神鸟，雄为凤，雌为凰，凡五百年，就要集香木自焚，背负人世间的不幸，义无反顾地投身于熊熊烈焰之中，以生命的代价换取世间的祥和与安宁，在肉体经受痛苦的磨砺后，才能得以更华贵的躯体从死灰中更生。这是躯体的蜕变，更是一种灵魂的升华。担当是伟大的，担当又是困苦的，负重前行往往饱经风霜，因而生命的旅程需要静心沉淀，化蝶前的静谧，正是在养精蓄锐，凝神聚气，等待破茧而出的那一刻。

成长需要机遇。当得知华西医院听力中心要招收规培学员时，我便抓住机会，义无反顾地报了名。经过层层筛选，我有幸进入面试阶段，此时我内心期待着和听力中心的各位老师见面，脑海中又思考着他们可能会问我的问题，真是既开心又紧张。最终，我幸运地进入了华西医院听力中心，开始了听力技师的规培生活。

从最初的一无所知到如今可以熟练地完成简单的检查，我的每一次进步，都离不开老师的言传身教。还记得，第一次进入听力中心检查区域时，看着老师兢兢业业、有条不紊地给患者做各项检查，耐心地回答患者的各种疑问，我体会到了"居其位，安其职，尽其诚"的责任感。忙碌的工作之余，老师争分夺秒，悉心教导每位规培学员，让我们能够更直观地了解到各项检查的意义所在，为我们的快速成长奠定基础。除了日常的工作，各位老师还会组织大家进行理论测验，更好地督促我们掌握理论知识，进一步做到理论与实践相结合。

听力中心每天都要接诊大量的门诊患者和住院病人，测听室门口经常被围得水泄不通。每到这个时候，各位老师和师兄、师姐不仅要完成自己的工作，还要维持测听区域的秩序，忙得不可开交。我们也会接诊儿童，他们天性活泼，很难主动配合我们进行听力检查。针对孩子们的天性，老师们把小儿测听室装扮得充满童趣，尽力消除他们的抵触情绪。在测听的过程中，老师会根据孩子的年龄阶段和发育成熟度熟练地运用行为观察测听法（BOA）、视觉强化测听法（VRA）和游戏测听法

(PA)。如果孩子情绪波动太大或者精神不集中，老师们会微笑着用玩具和他们做游戏，引导他们配合检查。正是各位老师的身体力行，保证了繁杂的日常工作高速而准确地完成。

经过这段时间的工作与学习，我收获颇多，我看到了一个精诚团结、和衷共济的华西听力中心。为了进一步融入这个大家庭，我潜心学习，充实自己。"以人为镜，可以知得失"，通向崇高目标的崎岖山路有各位老师一路相随，我相信定能抵达胜利的顶峰。

秋风习习，银杏泛黄；黉门侧畔，源远流长。

城南钟声，古朴悠扬；学子莘莘，百花齐放。

幸运如我，有机会静心欣赏百年华西的倩丽风景，有机会悉心领会百年华西的人文关怀。二者无一不彰显着华西特有的儒雅和意韵。无论是校区的蓬勃朝气，还是院区的严谨求是都令人沉醉。转眼间我来到华西医院听力中心三月有余，这期间我不断地充实自己，也对华西医院"厚德精业，求实创新"的院训有了更深刻的理解。身为听力中心的规培学员，我更应该珍惜时光，勤学苦练，勇于担当，实现美丽的蜕变。

负重逆行， 逐梦华西

何映颖

　　我见过清晨七点的成都，三步一个早点铺，十米一家小面馆，热气腾腾的蒸汽飘散在空气中，穿着校服骑着自行车的少年，边等公交边看书的少女，开车上班的人们手机上的导航地图看上去像一盘"番茄炒蛋"……这座城市在慢慢苏醒。

　　我见过凌晨一点的成都，空气中还弥漫着火锅的香味，街边三三两两微醺的人在相互道别，亲密的情侣手挽手漫步在树荫下……这座城市，即使在深夜也不会沉寂。

　　2020年春节，新冠肺炎疫情暴发，一切都变了，一切又似乎没变。

　　就像划破夜空的一道闪电，华西人出动了。1月25日清晨，四川首位援鄂专家乔甫老师赶赴武汉，与武汉的感控同行一起战斗。这就像吹响的号角，一批批华西人积极申请驰援武汉。一份份请战书，代表了多少白衣天使的责任担当与热血奉献。他们毅然决然地奔赴战场，争分夺秒地与死神搏斗，只为挽救更多的生命。怕吗？怕！怕全身笼罩在这隔离服中，夫妻相见不相识。退吗？不退！若退，怎对得起当初的医学生誓言，怎对得起身后千千万万民众的期盼。"救死扶伤"是医者身上的责任，华西人迎难而上，负重逆行。

"等我平安归来，我们去结婚吧!"她说。"老婆，等你回来我承担家里所有家务，你一定要平安回来啊!"他说。"妈妈，你是我的榜样。你能抱一抱空气，就像抱我一样吗?"年幼的她央求道。医者的无所畏惧和家人的默默支持深深地打动了我。他们不曾轻言卸下自己肩上的重担，因为那是一条条鲜活的生命；他们也不曾想过回头，因为自己是人民心中的希望。隔离服虽然轻薄，身上的担子却不轻，虽然辛苦，内心却踏实而坚定。而此时的我，只想快快成长，变得如你们一样优秀，守护亲人，守护家乡，保卫我们的祖国。

人活在世上心中一定有所期望、有所梦想，像精神的支柱，像灵魂的依托，像指引着前路的光，而我心中的那团光就是华西。华西坝是我种下梦想的地方，我要在这片土壤中努力汲取养分，奋力成长，怀揣理想追逐前辈的脚步，一心想走到更远的地方，让华西精神代代传扬。

你们说"我们有穿过漫漫长夜的决心，也在积攒见到曙光与炙热光明的力量"，我说"我愿化作你们足下的微光，追随你们，成为你们的臂膀"。我始终相信，潺潺的溪流可以汇成大河，聚成海洋，一个个小小的我，也定能发出一道道微弱的光，汇聚起来就能照亮前方。

扎根基础， 茁壮成长

敬 伟

　　我的老师曾说：竹子刚长出地面时，只是一根小小的竹笋，留在泥土下的竹根却是盘根错节，延伸至几米开外，以获取更多的营养，人的成长要像竹子一样，扎根地下，绵延千里。

　　2019 年夏天完成了两年的在校学习后，我来到华西医院，开始了临床实习。犹记得第一次走进华西时，我慢慢地走着，感受着每一寸土地、每一片砖瓦上镌刻的华西的历史。从最初的懵懂到慢慢适应，我始终虚心学习，希望自己能够将理论知识与临床操作结合起来。在华西的每一天，我都过得无比充实，特别是在急诊科，我遇到了强大的院前急救团队，遇到了我的护理导师。记得有一次上夜班，我们接收了一位急诊病人，我为他建立静脉通路时，由于病人的血管不明显，针头刺穿了他的血管，病人家属指着我的鼻子吼道："你这是什么烂技术！扎个针都扎不进去，别当护士了！"我不敢解释，只能默默忍受，心里难受极了。后来带教老师安慰我说："临床上这种事挺多的，你要学会面对。也不可能因此就忘了自己在南丁格尔雕像前的庄严宣誓吧。"

　　生命旅程，荆棘丛生，一路上我们披荆斩棘，不怕苦，不怕累，奋力用自己的青春谱写护理誓言。

2020 年春节，新冠肺炎疫情暴发。在这个特殊的时刻，华西人纷纷写下请战书，志愿奔赴武汉，参与这场没有硝烟的抗疫战斗。在他们的身上，我看到医务工作者的高风亮节，看到了中华民族的凝聚力。

疫情期间，我参加了华西医院的志愿者工作。我换好隔离服，粘贴好志愿者标识，戴好防护面屏，投入了工作。与普通病房相比，急诊科人员流量大，流动性强，我们的主要工作就是对来院就诊的病人及家属进行体温监测，询问流行病学史，进行简单的筛查工作。一晚上下来，我们的额头满是勒痕，但大家没有一句抱怨。急诊科的老师穿着密不透风的防护服，戴着护目镜、口罩和两三层手套，几个小时不喝水，不换班，相比之下，我们额头上的这点勒痕又算得了什么呢？

根深才能叶茂，住院护士规培让我们有了进一步学习的机会，在规培的过程中，老师对我们倾囊相授，精心培育，无论我在工作中受到了多少打击，都会在老师的鼓励下重整旗鼓，继续勇往直前。成长过程艰辛而又富有回味，只有经历了一路风雨才明白其中的含义。在华西，我们要扎下深根，汲取营养，方能茁壮成长。即使护理道路再坎坷，我也会一路向前毫不退缩。

心之所向， 素履以往

刘　敏

　　2019 年 5 月，我终于如愿成为一名华西医院的实习生，从一千多公里外怀揣梦想来到了华西坝。那天下午，在夕阳的余晖映照下，"华西医院"四个字闪着耀眼的光芒，我知道那是患者的希望，也是我奋斗的方向。2020 年 6 月，过五关斩六将，我终于成为华西医院毕业后培训部的一员。

　　在规培面试时，老师问我："你为什么又一次选择了华西？"我回答道："因为华西的声誉和情怀。"虽然只是简单的一句话，我却说得铿锵有力。

　　什么是华西情怀？透过华西医院带教老师对学生讲述的这番话就能体会到——"病人叙述病情，是他情绪的宣泄，是心灵的解脱，是对本身灵魂的治愈。患者倾诉，医生倾听，并不只是简单的'望、闻、问、切'"。医学是爱的产物，如果一个病人坐在医生面前，医生眼中只有病，没有人，是温暖不了人心的。华西情怀是我们工作二十四小时不打烊，是每一栋住院大楼的灯火通明，是成功挽救一条生命后医生脸上露出的笑容。正是因为华西情怀的支撑，我平凡忙碌的生活才变得充实而意义非凡。

都说华西人是块砖，哪里需要哪里搬。国家需要时，华西人义无反顾；人民需要时，华西人冲锋在前。2020 年除夕，全国各地的医护人员奔赴一线，驰援武汉人员名单中，我看到了很多熟悉的名字。他们身上的白衣是责任、是担当，是面对病毒有力的甲胄。能够在这样的大家庭中学习、成长，我感到非常自豪，也非常荣幸。那晚，我问妈妈："如果有一天危难在前，国家和人民需要之时，我也会和我的老师一样义无反顾冲锋在前，您会支持吗？"妈妈略微沉默了一下，然后说："我会支持的！"其实我知道，母亲有多支持，心里就有多担心，但她又明白，孩子长大了，心中不仅揣着家，还系着国。

仍记得我实习时值的第一个夜班。当时，夜已很深了，大家仍如往常一样工作。忽然，一个披头散发、面容憔悴的妇女冲进护士站，惊慌地叫道："快去看看我的儿子呀！"我们迅速赶到病房，发现患儿体温很高，伴有惊厥等症状，心电监护仪上也是不正常的数字，危急之下，老师迅速推来了抢救车。那位母亲一只手紧紧抓住孩子的小手，另一只手不停地抚摸着孩子的头，泣不成声地说道："宝贝，妈妈爱你！我们再坚持一下，就能回家了！"孩子嘴里发出模糊不清的声音，我分不清这是谵妄的表现，还是孩子有意识的答复。正要展开抢救时，突然听到孩子稚嫩又十分吃力的声音："妈妈，我会好起来的。你不要哭，你哭我会很难过的。"孩子的身体明显不似先前紧绷，一双眼睛也睁得大大的，看着妈妈，脸上露出了笑容。

这天使般的笑靥驱散了先前的阴霾，母子连心，战胜了死亡，我们长舒了一口气。生命虽然脆弱，但是人对生的渴望又让它格外强大。

华西医院是每一个医学生梦寐以求的医学殿堂，"炼狱场"般的它使得医学生变得更加强大；她似一位尽职履责的母亲，从我初出学堂开始便一路伴随着我的成长，让我长出强健的翅膀，心中充满赤诚和信仰。

从来就没有唾手可得的成功，医学更是如此，我只愿心之所向，素履以往。

心灵的蜕变

刘 艳

"路漫漫其修远兮，吾将上下而求索。"若问我为何来华西医院规培，我只为牢记誓言，破茧成蝶，在有限的时间里学习无限的知识，努力成长为一个有责任担当的医务工作者。

"健康所系，性命相托。"每位医学生步入神圣医学学府时都会庄严宣誓，许下对患者、对社会的庄严承诺。于医学生而言，这不仅仅是承诺，更是未来医学路上的动力源泉。作为一名有着五十四年党龄的共产党员，钟南山院士呼吁大家"不忘初心，牢记使命"，更是毅然前往武汉。看到他的身影，我更加坚定了参加规培之心，尽自己之力为患者解除病痛，继续在医学之路上前行。规培是什么？它不是打游戏过家家，也不是喝咖啡聊天，选择了规培，就意味着选择了不一样的生活，要感受与常人不一样的喜怒哀乐。总而言之，规培是无尽的阶梯，也是知识的海洋。

秋高气爽的9月，我们相约华西，满怀期待，在这里，我们将接受老师的悉心教导，和新同学相识、相知、共同成长。规培学习开始之初，老师就向我们提出了忠告：规培生活是极其苦累的，如果你没有考虑好未来要做什么，就请现在退出；如果选择留下，就要好好学习，努力蜕变。希望两年后，你们都能成为有责任、有担当的医务工作者。老师的教导铭刻在我心里，萦绕在我耳边，在后来的日子里，还会时常想起。

人生就像攀登，规培就像在山中寻路，是我学习成长的一个过程。在老师的引导下，我学会了面对紧急情况时保持冷静，遇事不慌张。放射科的第一道门槛是掌握基础设备的规范化操作，第二道门槛是为临床医生提供优质的图像，第三道门槛是学会简单的诊断知识。第一次步入数字 X 线检查室，尽管老师耐心细致地教了我，但我还是没有学会操作机器和帮助患者摆位，只好站在一旁仔细观察老师是如何接诊的：从接诊病人那一刻的语气、态度到如何做好患者和我们自身的辐射防护，从搀扶病人再到根据检查申请单为病人做检查，从得出符合临床诊断的影像到送走病人完整地结束检查，老师的一举一动，都是我学习的榜样。下班后，老师也常常和我们分享自己多年的临床经验。一个星期以后，我们踏上了工作岗位。我坚信，老师是使我退掉青涩的催化剂。

初出茅庐的我经验不足，不够细心，为患者检测后，出现的影像竟然是反位的内脏，这是极其严重的错误。幸运的是，老师及时发现了问题，并且耐心地引导我正确解决问题。如果没有老师的细心和责任心，后果将不堪设想。这次经历让我明白，我们可以不伟大，但不可以没有责任心，无论是对患者还是家人、朋友、同事，都要有一份担当。这是我完成蜕变的无形资产。

当初为何选择学医？今天如何践行？未来的职业前景如何？终日为患者检查，为患者解决疑惑的我们，在遇到挫折、遭受困苦的时候，我们还愿意坚守初心，再打拼一程吗？一路走来，我铭记每一份喜怒哀乐、酸甜苦辣，也暗自收藏了每一个甜蜜温馨的瞬间，每当这些记忆缓缓浮现，我便知道，自己又有了坚持下去的理由。

无　悔

璐　雯

　　2015年，奶奶在家人的陪同下到华西医院验配了助听器。七十多岁的奶奶在几年前就出现了明显的老年性听力减退，慢慢地，以前开朗健谈，被家人戏称为"外交部长"的她沉默了，原来在家总是待不住的她也不爱出门了。自从戴上了助听器，奶奶整日里开心得像个孩子，我暑假一回家，她就拉着我的手，撩开头发让我看她的"小耳朵"。家里又恢复了往日的欢声笑语，奶奶的朋友又开始来家里拜访，我知道，我们的"外交部长"又回来了。

　　奶奶的经历让身为医学生的我对华西这个神圣的医学殿堂满是憧憬。2019年6月，我终于成为华西医院的一名规培学员，加入了听力中心这个大家庭。记得那天早晨，初夏的阳光从茂密的银杏叶中倾泻而下，洒在新临床教学楼门口的台阶上。我的转变由此开始。

　　"驻扎"在听力中心之后，我终于亲身感悟到了华西在全国医疗行业名列前茅的原因。

　　这里的一切和我之前实习或进修的医院截然不同。首先，一起工作的小伙伴几乎都是"90后"，他们对工作怀有最饱满的热忱和最严谨的态度，没有拖延症；其次，工作氛围融洽，大家分工协作，不管遇到什么问题都会一起解决，也会抓住工作间隙，利用业余时间学习，不懂就问，彼此间也会毫不吝啬地分享自己的经验和方法。当然，最重要的是老师不一样：在我的印象里，老师都是十分严厉的，但是华西的老师颠覆了我的认知——他们都面带微笑，用温和的语气、关爱的口吻来教导我们。不仅教授知识，更教会我们学以致用，在实践中不断反思，让我们不仅知其然还知其所以然。于我们而言，老师更像是朋友和家人。

这时，我明白了"良师益友利于行"的道理。来到华西之后，我发现自己的基础知识匮乏，比我更优秀的人都在不断努力，自己又有什么理由挥霍青春呢？这时我突然领悟了一个道理——与其遗憾自己曾经的失利，后悔无法挽回的曾经，不如把握可以掌控的现在，尽全力迎接充满一切可能的未来。此时此刻，我已然进入了"悬思"的第一重境界：对于人生，涉世之初，我们懵懂，我们彷徨，但我们志存高远，对这个世界充满好奇；我们阅历有限，但是朝气蓬勃。

短短一年多的时间，一切都在悄然改变。我从以前的害怕失败，到勇于尝试，再到努力做得更好，最后学会事后反思。来到听力中心不久后，听闻郑芸老师的芸公益图文科普组招收新人，深思熟虑之后，我鼓足勇气加入了芸公益团队。犹记得一个周末，我临时受命制作一份科普图文稿，可是自己连制作软件都不知道如何使用，于是，我一边打电话求助图文组的伙伴，一边在电脑上尝试，一番"折腾"后，终于完稿了。经过了这次"夹磨"，我学会了熟练运用作图软件，作图的效率越来越高，图文设计愈发美观，排版更加合理。在每一次图文稿的制作过程中，为了让每一篇文章的图文编排和设计更趋完美，定稿前我都会在制作群里请大家献计献策。慢慢地，我尝试的内容越来越多：第一次征文大赛上获奖，制作科室晨会典型案例分析用的幻灯片课件等，这些成就了越来越自信的我。

渐渐地，自己的改变越来越多。工作会让我收获满满的幸福感和成就感。规培的第二年，我定岗在小儿测听。对于这个岗位，一开始我是非常不适应的，小朋友的哭闹声、热腾腾的童子尿让我有些难以接受。但慢慢地，我还是努力适应了这里的环境，应对各种突发情况逐渐得心应手，处理得有条不紊。不久前，一位刚出生就检查出双耳中度损失的两岁小男孩被妈妈带来做测听。他小小的身子坐得极其端正，眼睛睁得大大的，手里拿着玩具却一脸认真地辨别耳机里的声音，配合得比许多同年龄的孩子都好。做完测听，我又跟踪他的言语评估，他戴助听器已经一年多了，这次的"婴幼儿听觉整合量表（IT-MAIS）"听觉言语评估也是满分，从言语发育来看，孩子的早期语前听能已经接近正常。孩子的妈妈说，常用的词汇孩子基本会说，发音也挺好，一些简单的句子也会了。说着说着，这位妈妈的眼眶红了，她继续说道："宝宝之前一直不会叫妈妈，过年的时候，他终于开口叫了一声'妈妈'，这真的是我收到的最好新年礼物。我等这一句'妈妈'，等了两年，终于等到了……"如果没有早发现、早诊断、早干预，可能这个孩子一辈子都不能正常开口说话，甚至会成为一个聋哑人。听到这里，我不由想到自己的奶奶，自己何尝不是听力中心受益的患者家属呢！原来自己苦学的一切，自己工作时费尽心力解决的难题，都是有意义的。

今年高考，郑老师的两位双耳重度失聪的患者分别考出了 665 分和 630 分的好成绩。高考后，这两位孩子和他们的家人专程送上了"医德双馨众人赞，待患如亲暖人心""因为有爱，所以有声"的锦旗，感谢孩子口中的"郑妈妈"。这件事让我更深刻地认识到，医学的最终目标，不仅仅是治病，更是助人！这让我在从医的道路上，走得越来越坚定。就像郑老师说的，医学的终极目标绝非仅仅是治病，而是让患者成为一个大写的人，一个堂堂正正、身心健康的人！

我在华西医院听力中心遇到的每一位老师、每一位小伙伴、每一位患者及其家属，每一天遇到的点滴小事，都会帮我破茧成蝶，羽化重生。就像《小王子》中说的：看东西只有用心才能看清楚，重要的东西用眼睛是看不见的。此时，我已经对医师这个身份，有了更多的领悟，此生从医，无怨无悔。

我也将在今后从医的岁月中，不断地学习、反思、探寻。无论遇到多少困难和曲折，自己定能竭尽所能且甘之如饴，所得尽归于欢喜！

身着白衣， 心怀光明

彭彦璟

　　2020 年新春佳节来临之际，新冠肺炎疫情暴发，喜庆的红色在寒冷的街道中突然失去了生气，只留下一道道灰蒙蒙的色彩。

　　华西医院派遣多支医疗队伍驰援武汉，他们中有年幼的女儿正等着父亲回家团聚，有父亲卧病在床需要子女的陪伴，在祖国最需要的时候，他们毅然放弃了与家人的团聚，投身抗疫第一线。无数的白衣战士进入湖北，一道道灰蒙蒙的色彩开始消退，取而代之的是洁白的色彩，是生的希望。

　　在华西医院，无数医务人员坚守在自己的岗位，为抗击疫情，服务大众，担当起自己应有的责任和贡献自己的一份力量。临床药学部的老师迅速搭建了线上药学服务板块，第一时间解决了患者用药的安全与持续问题，为医院的疫情防控起到了重要的作用。青年教师积极争当防疫应急志愿者，参加献血活动，发扬着青年勇于担当的精神，为抗击新冠肺炎疫情贡献自己的一份力量。

　　一颗星星的陨落并不会黯淡整片天空，一朵花儿的凋谢并不能失去整个春天，我们全力以赴地迎接生活对我们的每一次考验，不会因为遇到一些困难就轻易放弃奋斗。请相信，黑夜之后阳光必会重耀大地，残冬过后春天终将来临。

目睹了老师在疫情面前展现的华西风采，当看到家乡的县团委在紧急招募志愿者时，我毅然决定加入志愿者的行列。

"让他去，男娃儿应该面对困难。"母亲说。

"他既然选择了学医，就要去做些力所能及的事。"父亲说。

"国家有困难，年轻人应该去做点事情。"爷爷说。

有了家人的支持和鼓励，我作为县团委"青年先锋队"的志愿者在社区从事志愿活动。在志愿工作中，我认识了许许多多的一线医务人员和各部门的工作人员，为了抗击疫情，我们聚集在一起，无惧寒风和病毒的威胁开展走访调查，关注社区居民的身体和心理健康，用自己学习到的知识为居民答疑解惑。看着人们因自己的付出而获得安全感，我的内心深感满足。

点滴星光，持续闪耀，照亮世界。

最可爱的人

仁鸿燕

　　选择在华西医院规培，便注定要与艰辛和坎坷为伴，但我无惧。分科前，我期待去重症监护室（ICU）磨炼，结果如愿以偿，胸外科ICU成了我的第一个规培科室。初入ICU，时常不知所措，手头的工作一件接一件，我只能手忙脚乱地参与一点儿治疗工作。还好，在这里我遇到了带教老师赵老师，她知性、从容、温暖，给初来乍到的我吃了一颗"定心丸"。

　　胸外科ICU收治的几乎都是接受了心脏手术的病人。术后患者身上插满了管子，老师有条不紊地理清仪器的线路和插管，交接病人的术中情况以及有无特殊交班，我站在床尾，崇敬之情油然而生。赵老师的教学理念是凡事学生都要上手一遍。在老师的耐心指导下，我学会了中心静脉导管（CVC）护理、动静脉置换护理、中心静脉压（CVP）测量、辨识各管路的连接与使用……在这里，我每一天都如向日葵一样，朝向太阳，充满力量，这也许就是最好的方向。

　　生而为人，行千万里，勿忘初心。在我心里，行医初心是向善。赵老师虽然个子不高，却让人感受到她身上那股强烈的正能量和善良。每当病人不愿意戴无创呼吸机时，她总是耐心地讲解要戴无创呼吸机的原因，到什么程度可以不再戴了，像是在哄自己家的孩子，说话既有技巧，又有温度。病人的排泄物将床单弄脏了，老师会轻言细语地告诉他下次记得及时提醒我们，拉了也不怕，收拾了就好。由于疫情，家属探视取消了，老师总会主动询问病人，有没有什么需求。一个小伙子因为心脏瓣膜术后合并尿毒症进了 ICU。医生和他的母亲沟通病情：患者循环暂时稳定，但是血钾较高，可能出现一些比较危险的情况，如肌无力、心脏早搏、心脏骤停等，我们会联系血透，现在也在积极采取措施降低血钾。这位母亲差不多每隔五分钟就会按一次门铃了解儿子的病情，赵老师便专门走到 ICU 的门口安抚她的情绪，给她讲解高血钾的紧急处理措施有哪些，我们已经采取了哪些，现在复查的血气钾是多少，已经有了下降趋势……经过赵老师的讲解，这位母亲的情绪一下子平和了许多。赵老师是最可爱的人，是一个有温度的护理人！

埋下一颗理想的种子

任海婧

我是从什么时候开始想要成为一名医生的呢?

幼时的我最害怕去医院,消毒水刺鼻的味道,消毒棉签擦在皮肤上的微凉,注射器针头上闪着的银光,来来往往的患者和等在走廊的家属,让我的心里充满了恐惧和无助。我曾一度视医院为"地狱",因为我觉得里面的人都是不快乐的。但汶川地震发生时,新闻报道里奔赴在抗震救灾第一线的医务工作者让我对这个职业肃然起敬。他们直面血肉模糊的伤亡者,身处断壁残垣下,却保持清醒,救死扶伤。

也许从那时起,我的心里就埋下了一颗想成为一名医生的种子。

上大学时我选择成为一名医学生,实习时用自己所学的知识为患者和家属提供帮助,第一次体会到成为一名医者学有所用的成就感。原来,在医院里,不是所有的人都是不快乐的。

当收到华西临床医学院麻醉学专硕录取通知书的时候,我把它发在微信朋友圈,并配文"华西麻醉魔鬼训练营"。是的,我已经为未来三年经历"痛苦的蜕变"做好了准备。

来到华西之后,我惊讶于麻醉科提供给学生的成长机会和空间:每天的晨课、每周星期四的病例讨论，危机资源管理课、住院医师大课、丰富的操作培训，等等。还记得第一次上危机资源管理课，我担任麻醉师的角色，在模拟椎管内麻醉的场景下，患者出现低氧、胸闷的症状，我慌张得大脑一片空白，拿起面罩给模拟患者吸氧时，竟然忘记了打开氧源。从模拟手术间出来，老师不仅重新总结了处理原则、分析思路，还说了一句令我终身受用的话——"把更多的错留在这里，今后面对真正的患者就能尽可能做到不犯错"。

在麻醉科的前三个月，一年级新生都佩戴了醒目的"小红帽"标识，我们既是手术间最"危险"的人，也是成长速度最快的人。师兄师姐手把手教学，按照规范流程做好麻醉前的全部准备工作，每个人都拥有一份入门级必备宝典——"麻醉前准备 48 项"。患者、麻醉机和药品器械准备是实施麻醉的基石，也是保障患者生命安全的第一道防线。

类似"麻醉不就是打一针的事"这样的言论并非少数，其实，麻醉医生都是默默无闻、勤劳勇敢的"幕后工作者"，患者躺在手术台上，是否感到疼痛，生命体征是否正常，全靠我们去听、去看、去关注。监护仪和呼吸机的参数与报警声，患者眼睑、皮肤的改变，尿量与出血量等，都是我们时刻关注的重点，麻醉医生要做到"眼观六路，耳听八方"，病人以生命相托，我们必谨慎护航。有一次，一位老年患者凝血功能指标异常，带教的左老师为了再次评估患者凝血功能，术前急查了一次血栓弹力图，拿到检查报告后，左老师评估患者可以实施麻醉，进行手术。"既然科里现在有条件迅速做这个检查，我们就不能偷懒，一定要想得全面，做得到位，要一切为了患者安全。"左老师指着检查报告上的参数，一边解释各项指标的含义，一边告诉我们回去要好好看书，把这个检查意义学懂。

面对可能发生的风险，要提前做好准备；面对突发急症，要迅速识别、快速处理。我深知，自己在华西医院作为"麻醉小白"的成长之旅才刚刚开始。

三个月的时间，一棵小树不能长为参天大树，但至少能延伸出更多的根系，汲取土壤里的养分，为成长蓄积能量；三个月后，我可能依旧是一名"麻醉小白"，但这段时间里我至少做到了每天成长一点，提升自己的专业能力，朝着自己理想的方向前行。

未来三年，走在行医的道路上有良师益友相伴；坚守"以医为树，愿做守护生命的避风港湾"的初心；不幻想唾手可得的成果，只相信脚踏实地、砥砺前行的道路。

如果有人问我的理想是什么？我会说：成为一名能共情病人之感受、不负病人生命之所托、守护医者之名誉、坚持学用相长之原则的麻醉医生。

化　蝶

王　帅

　　一朵花蕾，会经历从含苞到绽放；一只蝴蝶，会经历从蛹到破茧而出。经过一年的努力，我也将化茧成蝶！

　　转眼间，我来到华西医院听力中心这个大家庭已经一年了。一年前刚来华西医院听力中心的我什么都不会，在崔老师的带领下，我开始学习听力的常规操作，从简单的测听到掩蔽，我从生疏到熟练，不断成长，其中当然离不开各位老师的默默付出。忘不了在测听时，旁边老师对我说要充分了解病人的基本听力情况；忘不了在耳鸣评估中，老师告诉我要对病人说：耳鸣是可以治好的，不要过于担心，但前提是要认真执行医嘱；忘不了在门诊中老师对我说要尽可能了解病人的病因，越详细越好，只有这样，我们才能针对病人的情况更好地开出医嘱……太多的难以忘记，太多的鼓励和相信，太多的感恩和感动，我对自己现在收获的一切都充满感激！

　　织梦的路不是一帆风顺的，遇到了很多做不了的测听，也遇见很多自己无法接诊的病人，也遭遇了不被理解甚至是被怀疑。但是可贵的是，身边的老师们对我从来没有任何的斥责，"随风潜入夜，润物细无声"，就是对他们最好的诠释。他们在背后默默地支持我，告诉我解决困难的方法，让我思考如果下次遇到这样的问题自己应当怎么做。在一次次的磨炼之下，我的测听技术飞速进步。记得接诊一位做言语接受阈的病人时，我对他说：我读什么，你就跟着读，听不清楚就猜一下，你感觉它是什么字直接读出来就可以。结果这个病人凡是听不清楚的字都读成"猜"。我只好重新走进隔音室详细解释一番，病人这才恍然大悟，顺利地完成了检查。经过这个小插曲，我也明白了，在面对病人时，认真检查只是其一，对待病人也要更加耐心，只有这样，才能更好地完成我们的工作，让病人积极配合治疗。从初出茅庐的小白到现在为别人答疑解惑，我的成长离不开老师的谆谆教导。

对我来说，病人的肯定就是最大的鼓励。我在工作中接触的大多是听力受损的患者。有一次，在为一名患者进行耳鸣评估时，她显得十分焦虑，非常担心耳鸣对她的听力和生活造成影响。我安慰道："耳鸣肯定是可以治好的。如果您想治好，那么我会详细告诉您如何做好'三分治，七分养'……"她听完我的讲解，说我带给她不一样的惊喜，并表示自己一定配合治疗，会努力按照"医师疗法"去做。而我也鼓励她，只要坚持下去，疗效就会非常显著。她来复诊的时候，开心地告诉我她的耳鸣消失了，握着我的手连声说"谢谢"。那一刻，我十分感动，原来我可以对一个人产生那么大的影响，一种幸福感油然而生，原来自己的工作是那么有意义，自己也可以为别人带来幸福。而我也将不断在工作中求真，不断让自己的每一位病人从"医师疗法"中收获疗效，把幸福的种子不断地传递给身边的每一个人。

"路漫漫其修远兮，吾将上下而求索"，规培生活快结束了，无论今后我在何方，我都将作为听语人，为身边的每一个受耳鸣困扰的人带来希望，让他们通过"医师疗法"获得新的人生。在听力这条路上我们都是播种人，不断播种希望，收获幸福。我知道，听力这条路还很远，我将和我的老师、同事以及所有听力行业的工作者一起不断求索！

遇 见

王娅岚

从某种意义来说，世间的一切都是为了遇见。冷遇见暖，就有了雨；天遇见了地，就有了永恒；青丝遇见白发，就有了岁月；生命遇见了生命，就有了新生命。而生命并不是独立的个体，而是始终处于一个不断交织相遇的过程。在匆匆流逝的岁月里，护理这个行业让我和无数人悄然相遇。

2020 年 7 月初，我看见华西医院规范化培训补录的招聘通知，便抱着尝试的心态投递了简历，幸运的是，我顺利地通过了考核，成了华西的一名规培学员。遇见，有时需要勇气的驱使。

我轮转的第一个科室是肾脏内科。入科的第一天，老师邀请了护士长陈老师向我们介绍了科室的基本规章制度。这是我第一次见到华西院区的护士长，我理了理衣衫，调整坐姿，神色紧张。令我意外的是，陈老师一直面带微笑，声音轻柔，这份亲切感竟让我在这陌生的环境里找到了一些归属感，我开始对自己未来的工作有所期待。我被分配到 A 区三组，正好跟陈老师一组。就这样，我和肾脏内科相遇了。

肾脏疾病属于慢性病，有些患者的住院时间稍微久一点，我像往常一样完成晨间护理后，靠窗而坐的病员姐姐轻声对我说："妹妹你好温柔，打针也打得好，很适合做护士哦！"这是我参加规培以来第一次听到患者的表扬。我与她的相遇不过短短数日，这番话却成了我工作的动力。这短暂而美好的相遇让我逐渐自信起来，我想要早日破茧成蝶，实现自己的职业价值。

一个人进步最快的时候是独自面对问题的时候，因为他必须克服恐惧，学会冷静处理问题。

对于我而言，夜班便是那样的存在。一次凌晨三点左右，我跟在老师的身后巡视病房，像梦游一样，老师突然停住了脚步，我一头撞了上去。老师一把扶住了我，拉着我走出了病房，在我耳边轻声说道："有些病人病情不稳定，夜间容易突发意外情况，我们巡视病房就是为了观察病人是否安静休息，是否有异常。"此时，护士站的呼叫器响了，我以为是病人输液完毕需要封管，于是跟老师报告了一声，便只身去往走廊的另一头。推开病房门的一瞬间，我傻眼了，只见病人坐在床边，整个人摇摇欲坠，嘴里重复说着"我不行了，我要吸氧，快去拿氧气"。我快速跑回护士站，备齐抢救物品后又快速返回病房。借着床头微弱的灯光，我给患者吸上了氧气，医生也快速来到病房，并通知了患者家属。等到患者的病情逐渐稳定下来后，我们才安心地返回了护士站。

这算得上是我从业以来独自遇见的最紧急的情况了，书本上有关呼吸困难的抢救措施我都能轻松地背诵出来，但面临实际情况时，难免会手忙脚乱，我常常浑身大汗，湿漉漉的护士服紧贴后背，像一块石头压在身上，我忘不掉患者那对生命充满渴求的眼神。命运是一条无尽的因果链，我们的专业质量直接影响着病人的预后。而当我手捧烛光，宣读南丁格尔誓言那一刻，无尽的远方、无数的人们都将与我相遇，而这一切也都将与我有关。

日子一天天过去了，转眼便已入秋。虽然我对病人来说不过是他们生命中的过客，但希望能通过自己的努力给他们带去一些力量。如果可以，我希望我们下一次遇见，是在别处。

我们单枪匹马闯入这世间，只为活出自己所有的可能。我幸运地遇见了一群志同道合的人，大家互相鼓励，共同进步；又恰好遇见真诚相待的老师前辈，让我逐渐成熟起来。

人生就是这样，经历了一次次考验才能成长，哪怕雨雪霏霏也要追寻阳光。

这便是最美好的遇见。

从零开始，医路同行

王玉婷

零对于有些人来说是一无所有，对于有些人来说是新的开始，对于有些人来说是圆满结束，但对于我来说是无限可能。

在那个五颜六色、生机盎然的春天，幸运之神眷顾了我，我怀着忐忑、激动、复杂的心情参加了华西医院的规培招生面试。经过漫长的等待，我与华西的缘分开始了，我成为那一批唯一留下的人。

在艳阳高照、热情如火的夏天，我开启了自己的规培生涯。我迫不及待地想去科室瞅瞅，摸摸那向往已久的超声探头，帮病人找出病灶；细看每一份检查报告，仔细阅读每一个文字，找到合适的诊断；聆听每位老师的教导，知晓那些闻所未闻的疾病名称……很快，我们就熟悉了科室的新老系统，有的同学甚至已经在师姐的指导下开始了临床操作。

在金桂飘香、硕果累累的秋天，我们逐渐成熟，慢慢开始独立接诊病人，超声检查不只是单纯地依靠机器，更多的是考验操作人员的经验、临床知识和手法，选取有效图像，看清病灶，及其与周围组织的关系。所以我们在学习如何操作机器、掌握诊断技巧的同时也要丰富自己的临床知识，向前辈学习操作手法，融入新的知识，避免漏诊、误诊，对病人更加细心负责。当然，我们作为新一批学生独立上手操作时难免会遇到问题，师姐都说病人专"欺负"新手，但我被"虐"得很开心。一次在夜门诊班上，一位十岁左右的女孩来检查上肢动静脉，起初我怀疑是动脉炎，经过检查，我发现了三点症状：患者双侧上肢长短不一，粗细不一；皮肤颜色不同，患侧皮肤分布大量"红斑"；患侧头静脉曲张，贵要静脉缺如。通过这三点，我推翻了初步诊断，改为先天性静脉畸形肥大综合征（KTS 综合征）。由于自己刚上手，经验不足，为保险起见我立即请上级医师会诊。会诊老师对我的诊断发起了一连串的追问："KTS综合征？你确定？上肢出现 KTS 综合征很少见的！"听到这些，本就不确定的我更加慌神了。最终经血管组专家老师的会诊，确认该患者为KTS 综合征。得知这个消息，我异常兴奋，虽然我诊断病人花费的时间长且图像质量不高，但我成功地将临床知识与实践结合，做出了正确的诊断，避免了误诊。有了这次的经历之后，我更加成熟、更加严谨、更加负责，认真思考每个细节，让自己获得提升。

在银装素裹、寒风凛冽的冬天，我们迎来了新年，也遇到了新的挑战。新冠肺炎疫情暴发后，全国各地的医务人员冒着生命危险第一时间前去支援。我也参加了本院的志愿者服务，做一些力所能及的事情。冬天时夜晚气温较低，裸露在外的皮肤温度过低，额温枪测量不准确，每位患者测量体温时，都会自觉取下围巾或手套，积极配合我们的工作。那天，一位小姐姐冒雨为我们送来了热奶茶和一些消毒液，微笑着说你们辛苦了，我还来不及说谢谢，她便转身离开了，只能眼睁睁看着她跑远，我的内心深处感受到了温暖。在做志愿者期间，我度过了自己 25 岁生日，这是我人生中最有意义的一个生日，无论未来发生什么、还会经历什么样的挑战，作为党员、作为医学生、作为华西人，我都会毅然决然地坚持下去。

这是我在华西医院的第一年，从零到一，医路前行，从未停止，我就是那个无所不能的零，我将继续坚持下去，创造属于自己的明天。

梦回最初，希冀未来

肖 绒

穿上紫色战衣，戴上红帽子和口罩，我来到了梦想开始的地方——华西医院麻醉科手术室，打开监护仪、呼吸机，心里默默地按照培训的内容，开始进行术前四十八项准备工作。

病人进入手术室后，我忙着连接监护仪，双手因紧张而发抖。巡回老师不但没有催促我，还轻声细语地说："妹妹慢慢来，不慌。"听到这句话，我的心情顿时放松了不少。一切准备工作完毕，王老师来到了手术室，三方核查后，麻醉诱导开始，我的心情又紧张起来，王老师轻声对我说："没事，我带着你做，放松，不紧张，你可以的。"这句话如一股暖流流进了我的心里，我的眼里瞬间泛起了泪花。在王老师的指导下，我成功地插上了自己的人生的"第一管"，我心里对王老师既感激又崇拜。手术正在顺利进行，我时刻关注着监护仪和呼吸机各项参数的变化。突然，患者的心电图变得不规律起来，氧饱和度"唰唰"地往下降。我立即呼叫王老师，同时请外科老师停止操作，王老师立刻对患者的状况进行评估，初步判断可能发生了气体栓塞，当机立断在术中开展经食管超声心动图。果然，患者的四腔心切面显示心腔有大量气体，立即用纯氧增大通气量加快气体排出，将患者体位调整为头低脚高的左侧卧位，冰帽降低头部温度，动脉穿刺血气分析等一系列抢救措施。经过大家的一番努力，患者的情况渐渐稳定了，手术最终顺利完成。麻醉科老师娴熟的手法、干净利落的动作、准确无误的判断、团结一致的精神让我无比崇拜，我暗下决心，要努力向各位老师看齐。

在接下来的学习工作中，我更加努力，还报考了在职研究生，跟着老师继续学习。在老师的精心指导下，我向《中国体外循环杂志》投稿，被成功用稿。从筛选文献到写作规范，循序渐进，一字一句地修改，到最后成稿，其中有我自己的进步，也是老师付出心血的成果。每次开组会，老师都会让我们进行文章分享，不仅督促我们阅读文献，提升自己，还关心我们的日常生活。老师就是这样一个存在：既是和蔼可亲的妈妈，又是严格要求的老师。

在华西学习的一年里，我深切体会到麻醉科是一个温暖的大家庭。大刘主任对学员打下扎实的基础非常重视。记得那次被抽问最简单的麻醉基础问题我却迟迟答不出来，大刘主任没有批评我，而是耐心给我讲解；幽默风趣的小刘主任别具一格的上课方式让人受益匪浅，终生难忘；高大帅气的涛主任让我们养成了严谨的工作态度。还有纪律严明的罗老师、邻家小姐姐一般的蔡老师、平易近人的霄姐，都给我留下了深刻的印象。

在这样一个大家庭里学习，想不进步都难：每天七点十五分准时开始的晨课，内容丰富多彩；每天十五点十五分，专科医师小讲堂也会准时开课；每周星期二十九点的住院医师大课座无虚席；每周星期四的病例讨论可以见到特殊病例，听到麻醉老师精彩的讲解和高品质的文献分享。在华西医院学习机会多多，学术讲座、学校交流应接不暇。

很幸运自己能在这样一个和谐、团结的大家庭里面学习，真诚地感谢每一位老师的辛勤教导，作为你们的学生，我无比自豪，在接下来的日子里，我会更加努力，立志成为一名优秀的麻醉医生。责任在肩，使命必达。